只有最好的选择

没有最好的药物

◇◆◇◆◇◆◇◆◇◆◇◆◇◆◇◆◇◆◇◆◇◆◇◆

高血压治疗要取得理想的效果

最基本的是血压的长期控制

其次是危险因素的干预

最关键的是药物的合理选择

而不是盲目使用新药和贵药

◇◆◇◆◇◆◇◆◇◆◇◆◇◆◇◆◇◆◇◆◇◆◇◆

愿此书的出版

能带给高血压患者经济而又理想的治疗效果

高血压合理治疗答疑

（第 3 版）

主　编　马建林　曾广民

副主编　刘时武　马向杰

编　委　（按姓氏笔画排序）

王　苗　叶　丛　杜乙平　李小蕤

吴清柳　张如俊　张丽红　林明宽

郑　扬　侯晓晓　袁粱炎　郭　爽

黄文杰

世界图书出版公司

西安　北京　广州　上海

图书在版编目（CIP）数据

高血压合理治疗答疑/马建林，曾广民主编. —3版. —西安：
世界图书出版西安有限公司，2020.8
ISBN 978 - 7 - 5192 - 7433 - 7

①高… Ⅱ.①马…②曾… Ⅲ.①高血压—防治—问题解答
Ⅳ.①R544.1 - 44

中国版本图书馆 CIP 数据核字（2020）第 120211 号

书　　名	高血压合理治疗答疑	
	GAOXUEYA HELI ZHILIAO DAYI	
主　　编	马建林　曾广民	
策划编辑	马可为	
责任编辑	张　丹	
装帧设计	绝色设计	
出版发行	世界图书出版西安有限公司	
地　　址	西安市高新区锦业路 1 号都市之门 C 座	
邮　　编	710065	
电　　话	029 - 87214941　029 - 87233647（市场营销部）	
	029 - 87234767（总编室）	
网　　址	http://www.wpcxa.com	
邮　　箱	xast@wpcxa.com	
经　　销	新华书店	
印　　刷	陕西奇彩印务有限责任公司	
开　　本	787mm×1092mm　1/16	
印　　张	17	
字　　数	220 千字	
版次印次	2020 年 8 月第 3 版　2020 年 8 月第 1 次印刷	
国际书号	ISBN 978 - 7 - 5192 - 7433 - 7	
定　　价	45.00 元	

医学投稿　xastyx@163.com ‖ 029 - 87279745　029 - 87284035
（如有印装错误，请寄回本公司更换）

第 3 版前言

本书目前已经发行了两版，通过合理治疗高血压，并将其经济学评价作为其治疗特点进行了详细描述。目前由于论述这方面的书籍甚少，故本书受到广大读者的喜爱，许多读者纷纷来信要求再版。本书在第 1、2 版的基础上，充分利用最新的研究成果，尤其是总结分析了国内外大规模随机的高血压临床研究，结合东方人群的高血压流行病学特点，把药物经济学的成本－效益分析理论应用于高血压的防治工作。本书探讨如何将合理用药与经济学方法融为一体，提出最理想的治疗方案。

本书再次强调我国高血压病的主要并发症是脑卒中，强调只需恰当地降低血压即可显著降低脑卒中的发生。2018 年《中国高血压防治指南》提出要合理的控制高血压疾病，就必须进行多重危险因素的干预，但其前提条件是必须保证有效降低血压。本版还根据《2018 年欧洲 ESC/ESH 高血压管理指南》强调 24 小时动态血压监测（ABPM）和家庭自测血压监测（HBPM）的重要性，以及高血压患者的心血管疾病风险管理的治疗策略。

结合《2019 年中国老年高血压管理指南》，本书还增加了老年高血压的管理章节。由于中国老龄化已经成为重大的社会问题，而半数以上的老年人患有高血压。在 ≥80 岁的高龄人群中，高血压的患病率接近 90%。老年人是一个独立群体，高血压的预防、诊断、评估和治疗策略与一般人群显著不同，对此，本书特地进行了补充。此外，本书也注重讲述健康教育的重要性，并通过经济学效益进行详细的论述，尽可能将最新的知识传授给广大读者。本书继续采用问答形式，尽力使内容通俗易懂，适应于广大的医务人员、药剂人员以及高血压患者阅读。

由于作者水平有限，书中存在许多纰漏之处，尤其是有些观点也不一定正确，恳望读者批评指正。

编 者

2020 年 6 月

第 2 版前言

本书在第 1 版的基础上，再次以循证医学为依据，充分利用最新的研究成果，尤其是总结、分析了国内外大规模随机的高血压临床研究，并对其研究结果进行更深的经济学评价，结合东方人群的高血压流行病学特点，把药物经济学的成本－效益分析理论应用于高血压的防治工作。探讨如何将合理用药与经济学方法融为一体，揭示最理想的治疗方案。

笔者曾在第 1 版中对药品价格虚高现象进行了揭示和批评，同时对一些廉价的传统降压药进行了科学评价，反对盲目追求新药、贵药，为患者更合理地选择降压药提供了科学的依据，为不同的高血压人群提出了不同的理想治疗方案。该书深受广大读者欢迎和接受，许多读者来信要求再版。为了与国内外最新的研究和各种指南以及理念的更新接轨，本书在第 1 版的基础上，尽可能增加了最新的内容，参考了中国及欧美的最新指南，力求满足广大读者的需求。

本书再次强调我国高血压病的主要并发症是脑卒中，强调只需恰当地降低血压即可显著降低脑卒中的发生。2010 年《中国高血压防治指南》提出要合理控制高血压疾病，就必须进行多重危险因素的干预，但其前提条件是必须保证有效降低血压。根据中国高血压的流行病学特点，笔者反对本本式的照搬西方指南，主要是指西方的治疗模式是以预防冠心病为主，而我国的治疗模式应该是以预防脑卒中为主，概括地说只要有效地控制了血压，即能有效地预防了脑卒中，这主要体现在较好的药物经济学评价方面。

本书还对健康教育的内容、重要性、实施方法以及经济学效益等再次进行了详细的论述，并增加了高血压与脑血管疾病和国际高血压学会关于高血压防治新进展两章内容，尽可能将最新的知识传授给广大读者。

本书继续采用问答形式，尽可能地使内容更加通俗易懂，并力求该书适应于广大的医务人员、药剂人员以及广大的高血压患者阅读。

由于作者水平有限，书中存在许多纰漏之处，尤其是有些观点也不一定正确，恳望读者批评指正。

编　者
2014 年 6 月

第1版前言

　　本书以循证医学为依据，充分利用最新的研究成果，在总结分析国内外大规模、随机高血压临床研究的基础上，对研究结果进行经济学再评价和综合分析，并结合中国高血压流行病学特点和笔者的临床经验，把药物经济学的成本－效益分析理论应用于高血压病的防治。探讨如何将合理用药与经济学方法融为一体，揭示最理想的治疗方案。这是一本把临床治疗学、药物经济学评价和充分尊重患者愿望这三者合一的医学科普书。

　　笔者在书中对药品价格虚高现象进行了揭示和批评，同时对一些廉价的传统降压药进行了科学评价，反对盲目追求新药、贵药，为患者更合理地选择降压药提供了科学的依据，为不同的高血压人群提出了不同的理想治疗方案。

　　书中指出我国高血压病的主要并发症是脑卒中，占77%，并反复强调只要降低血压就能显著降低脑卒中的发生（减少40%～50%），所以在抗高血压治疗中，多重危险因素的干预必须保证在有效降压的基础上进行。根据中国高血压的流行病学特点、高血压人群对药物的依从性等，笔者反对照搬西方以预防冠心病为主的治疗模式，主张以预防脑卒中为主的治疗方案，这不但更适合于中国高血压人群，而且具有更好的经济学效益。

　　本书还对健康教育的重要性、健康教育内容和实施方法、健康教育的经济学效益等进行了详细的论述。

　　本书以问答形式编写，内容通俗易懂，简明实用，适于医务人员、社区全科医生、药剂人员、临床药物开发研究者、高血压患者以及其他心血管高危人群阅读。

　　由于作者水平有限，书中纰漏之处在所难免。从临床治疗学的角度进行药物的经济学评价，还是一门新兴的学科，对一些观点可能存在争议，恳望读者批评指正。

编　者

2007 年 3 月

目 录 Contents

第一章 高血压的一般概念

第二章　高血压患者实验室检查的内容、临床和经济学意义

第五章　高血压的循证治疗及经济学评价

第六章　怎样经济合理地治疗高血压

第七章　高血压与脑血管疾病

第八章　老年高血压的管理

第九章 高血压及其危险因素的健康教育

第十章　国际高血压学会关于高血压防治的新进展

阅读说明

1. 为便于读者阅读，同时兼顾临床的应用习惯，本书保留了部分英文剂量单位及英文缩略语。现做如下解释说明。

英文	中文
g	克
kg	千克
mg	毫克
μg	微克
L	升
dL	分升
mL	毫升
mmol/L	毫摩尔/升
mmHg	毫米汞柱
U	单位
kcal	千卡
BMI	体重指数
TG	甘油三酯
LDL	低密度脂蛋白
HDL	高密度脂蛋白
LDL-C	低密度脂蛋白胆固醇
min	分钟

2. 目前表示热量的法定单位为焦（J），但考虑到一般读者的阅读习惯，本书保留了原来使用的热量单位卡（cal），两者之间的换算公式为：$1cal = 4.184J$

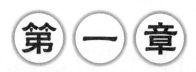

第一章

高血压的一般概念

血压是血液对血管壁产生的侧压力。

血压的形成和高低取决于心脏收缩射血的功能、血液对血管壁侧压力的大小以及大动脉的弹性。

肥胖、高盐饮食、糖尿病和血脂高者，长期精神紧张、烟酒嗜好者，家族中有高血压病者容易患高血压病。随着年龄的增大，高血压病的发病率也不断增高。

高血压的危害主要是对脑、心、肾等重要脏器的损害。

高血压并发症主要为脑卒中，约占75%，脑卒中与冠心病之比是6~7:1。

高血压可引起心肌肥厚、心室扩张，使冠状动脉发生粥样硬化，最终导致心肌梗死、心力衰竭等。在中国有36%的冠心病与高血压有关。

长期高血压可导致肾小动脉硬化，使肾功能减退，出现蛋白尿，逐渐发展，最终诱发肾功能衰竭，甚至尿毒症，其发生率为5%~10%。高血压患者死于肾功能衰竭者占1%~2.5%。

1 血压是怎样形成的？循环血量对血压有什么影响？

血液之所以流动主要靠血压维持，而血压在血管内存在着递减性压力差。人体内要保持一定的血压，必须具备以下 3 个基本要素：

（1）心室收缩射血所产生的动力和血液在血管内流动所受到的阻力间的相互作用，血压的形成是二者相互作用的结果。

（2）必须有足够的循环血容量。足够的循环血容量是形成血压的重要因素，失血性休克就是因血容量不足导致的血压降低。

（3）大血管壁的弹性。正常情况下，大动脉有弹性回缩作用，推动血液流动，维持血液对血管壁的侧压力。

血压的形成有赖于在足够循环血量的基础上，由于心脏收缩射血和大动脉弹性，从而维持了血液对血管壁的一定侧压力，推动血液流动，故血液对血管壁产生的单位面积的侧压力称为血压。

当心室收缩时，大动脉内压力急剧上升，称为收缩压（或高压）；当心脏舒张时，血液暂停流入大动脉，借助血管的弹性和张力作用继续向前流动，此时动脉内压力下降，称为舒张压（或低压）；收缩压与舒张压之差称为脉压。随着年龄的增加，大动脉弹性减弱，舒张压降低、脉压增大，所以，老年人高血压以单纯收缩性高血压为主，降压时要兼顾收缩压与舒张压。

血压通常以毫米汞柱（mmHg）表示，血压高低常使用血压计测定，血压计以大气压为基数，如测舒张压为 1mmHg，即血压对血管壁的侧压力比大气压高出 1mmHg。法定计量单位规定血压用千帕（kPa）表示，1mmHg＝0.133kPa。

② 人体自身如何调节血压?

人体的血压随着人们的饮食、起居、脑力活动、体力活动及情绪变化而自我调节。例如在睡眠时，大脑和肌肉处于休息状态，人体消耗的能量相对较少，随之而来的是心跳、呼吸次数减少，血流变慢，血压也降到一天中的最低值。

早晨起床之后，新陈代谢活跃起来，为适应这一生理变化，心跳、呼吸变快，血压也随之升高。有人做过试验，24 小时最大血压差值可达 40mmHg。睡醒时，血压值可立即上升 20mmHg 左右，这种突然的变化也会给人们带来不利的影响。有人推测，冠状动脉粥样硬化性心脏病（简称冠心病）猝死多发生在清晨，可能与这些因素有一定关系。人们在不同的状态下，血压变动幅度也不一样。例如谈话时，血压可上升 19%；婴儿啼哭、学生朗读、演员唱歌时，血压可上升 20%；劳动或体育运动时血压（尤其是收缩压）可上升 50% 以上。天气变化也会引起血压波动，一般是寒冷的天气使血压升高，酷热的天气使血压降低。

人体血压发生这些变化的原因主要是由于心脏、血管运动神经及血液中的去甲肾上腺素浓度对血压进行调节的结果，从而保持平衡。由此可见，血压的波动是一种正常的生理现象。

③ 何谓勺型血压?

无论是正常血压的人还是高血压病患者，在不同时间测量血压，其读数均有一定差别，有时差异还很大，其原因是受测者自身血压存在波动和（或）受外界环境因素影响，或者是由测量误差所造成的。

同样，无论是正常人还是高血压患者，在一年内其血压也有季节性波动，冬天血压往往比夏天高。一天内也有波动，6～8时血压最高，以后逐渐下降，在16～18时再次升高，午夜睡眠中即2～3时血压降到最低点。健康人昼夜差值为15～20mmHg，呈现双峰一谷模式，即典型的"汤勺"样勺型血压（夜间血压较昼间血压下降10%～20%）。这种差值如果超过40mmHg，当患者睡醒起床走动后血压进一步升高，此时最易诱发脑卒中和冠心病猝死。此外，血压可因吸烟、饮酒、饮咖啡、情绪激动、疼痛、发热等因素影响而引起一时性变化。所以，测量血压时必须避免上述因素影响，每次测量血压时应重复两次，间隔1～2分钟，分多次重复检查血压是非常必要的。第一次诊断高血压时，应为非同一日测量3次血压值的综合结果。如血压的波动性较大，应考虑是否有其他疾病，如嗜铬细胞瘤。

4 除典型勺型血压外，还有什么血压曲线？

除上述典型的勺型血压外，还有浅勺型（夜间血压较昼间血压下降＜10%）、超勺型（夜间血压较昼间血压下降＞20%），及反勺型（夜间血压较昼间血压增高），后者又称为非勺型血压。

部分患者的夜间血压下降不明显甚至高于昼间血压，即表现为浅勺型或反勺型血压。欧洲老年收缩期高血压试验的一项亚组分析显示，夜间收缩压水平较白天的血压水平能更准确地预测心血管终点事件发生，且夜间和白天的收缩压比值越高，发生心血管事件的危险性就越大，这提示了正常血压昼夜节律的重要性。

5 何谓血压峰值，血压峰值升高的危害是什么？

当人们清晨从睡眠状态转为清醒状态开始日常活动后，交感神经（兴奋心血管系统的神经系统）即刻激活，心脏输出量增加，血压也随之升高，这种清晨血压升高的现象叫作血压晨峰。2010年《中国高血压防治指南》对血压晨峰定义如下：起床后2h内的收缩压平均值与夜间收缩压最低值（包括最低值在内1h的血压平均值）之间的差值为血压晨峰，如≥35mmHg则称为血压晨峰升高。

高血压患者由于小动脉硬度增加和血管收缩反应增强的特点，多数高血压患者会呈现血压晨峰增高。流行病学显示，血压晨峰与清晨急性心血管事件的高发率密切相关，清晨血液黏度最高，常常存在高凝血状态和低纤溶状态，易诱发血栓形成。而清晨交感神经的即刻激活又引发周围血管阻力迅速升高，通过血流动力学的剪切力增加而损伤血管内皮细胞，触发血管痉挛，增加动脉粥样硬化斑块破裂，导致心血管事件增加。故晨峰的心率、纤维蛋白溶解作用的活性、血小板聚集能力、血液循环中儿茶酚胺水平的改变等，也是血压晨峰与清晨心血管事件高发病率和死亡率增加的关联因素。

6 何谓白大衣性高血压？

白大衣性高血压最早用来描述诊室血压增高而动态血压正常这一现象，后来研究者逐渐认识到诊室血压测量并不能真正地反映人们在诊室外的每日血压水平，综合诊室和室外血压测量［包括动态血压监测（ABPM）和家庭自测血压（HBPM）］能够更好地评价个体血压状态。2014年《欧洲高血压学会动态血压监测指南》进一步更新和完善了白大衣性高血压的诊断标准，要求诊室血压≥140/90mmHg，ABPM全天平均血压＜130/80mmHg且日间平均血压＜135/88mmHg、夜间血压＜120/70mmHg；或诊室血压≥140/90mmHg，HBPM均值＜135/85mmHg。该指南强调诊断对象应未服用任何抗高血压药物；诊室血压要求为非同一时间至少3次以上，且由专业医务人员测定；对于怀疑白大衣性高血压的患者应该3~6个月后重复动态血压监测加以确认。

根据诊室外血压测量的结果，进一步分为部分白大衣性高血压（诊室血压高而ABPM或HBPM正常）和真性白大衣性高血压（诊室血压高而ABPM和HBPM均正常）两种。此外，白大衣性高血压与白大衣性高血压效应不同，后者是医护人员在场时受试者血压上升的现象，是一个量的概念，可以发生在正常人群、白大衣性高血压人群、持续高血压人群或孕妇等。应该强调的是，白大衣性高血压只适合未进行降压治疗的患者，对于研究接受降压治疗的患者，如果诊室血压高而室外血压正常则属于高血压效应。

最后，白大衣性高血压还需要与隐匿性高血压的概念进行区别，后者是指诊室血压正常，而室外血压增高的现象，这些患者常合并左心室肥厚、血肌酐升高、蛋白尿等靶器官损害情况，心血管事件发生率也较高。同白大衣性高血压类似，隐匿性高血压为尚未进行降压治疗的患者，对于已经接受降压治疗的患者，如果诊室外血压升高应称为隐匿性未控制高血压。

⑦ 季节、气候会影响血压吗?

血压的升高是遗传基因与外界环境因素相互作用而导致的。外界环境改变可引起人体发生一系列的神经、体液方面的适应性改变，其中季节会影响血压的变化：夏季血压会轻度降低，冬季血压会明显升高，一般冬季血压比夏季高12（收缩压）/6（舒张压）mmHg。这主要是由于温度的影响，夏季皮肤血管扩张、冬季皮肤血管收缩。有证据表明气温每降低1℃，收缩压升高1.3mmHg，舒张压升高0.6mmHg。冬天温度下降，血液中的肾上腺素浓度升高，体表血管收缩以减少热量的散发，同时肾上腺素又能使心率加快、心排血量增加，这样几方面的因素就会导致血压的升高。夏天外界环境炎热，体表血管舒张，阻力下降，血流增加，同时也由于夏天出汗、血容量下降等原因使血压下降。因此，有些高血压患者常会因寒冷、精神刺激导致血压急剧上升而发生脑卒中。有些轻度高血压患者，在夏天、秋天血压较低，可以季节性停药，但是必须每周监测血压，以防血压突然升高，导致不良后果。

8 如何选用血压计？

常用的血压计有水银柱式血压计、气压表式血压计和电子血压计3种。

测血压最好选用水银柱式血压计，因为其准确性和可靠性较高。使用时应注意：水银必须足量，刻度管内的水银凸面应正好在刻度"0"处，使用完毕后一定要将开关关好，勿使水银漏出。水银柱式血压计其主要缺点是水银易漏出或升华而造成环境污染，其次是较笨重，携带不方便，且要用听诊器来听，要有一定技巧或专业知识，听力不好者则无法使用。

气压表式血压计（又称无液测压计），形如钟表，用表头的机械动作来表示血压读数，其余部分与水银柱式血压计相同，其准确度不如水银柱式血压计，一般每6个月需要与水银柱式血压计校准一次，现已少用。

电子血压计，较轻巧，携带方便，操作也简单，不会造成环境污染，是目前提倡使用的血压表，尤其是家庭、公共场所等使用。应选择正规厂家生产的产品。若能正确使用，应该与传统的水银柱式血压计一样准确，但也须经常与水银柱式血压计校准。同时还应规范操作，排除干扰。

9 怎样测量血压?

准确测量血压是高血压诊断、评估及采取治疗方案的重要依据,而血压又是个敏感易变的指标,所以准确测量血压至关重要。

测量血压方法如下:

(1)血压测量前,要精神放松,至少安静休息 5 ~ 10 分钟,若较剧烈运动后应至少休息 30 分钟;不吸烟、饮酒,不喝咖啡和浓茶,排空膀胱。

(2)最好保持室内安静,室温最好在 20℃ 左右,取坐式或卧式,其肘部及前臂外展 30° ~ 45°,舒适地放在与心脏大约同高的位置上。

(3)在缠血压计气袖时,先将气袖内空气挤出,再缠在右上臂肘关节上 2 ~ 3cm 处,不能太松或太紧。在肘窝正中偏内侧摸到肱动脉跳动后,将听诊器听头放在肱动脉上,打气测压。如为电子血压计则按说明书使用。

(4)第一次测量完成后应完全放气,等 1 ~ 2 分钟后,再重复测量 1 次,两次血压误差大于 6mmHg,则需要测量 3 次,取 3 次读数的平均值为所得到的血压值。此外,如果要确定是否患高血压,最好还要在不同的时间里进行测量。一般认为,至少有 3 次不同日的所测血压值,才可以定为高血压。如果 3 次血压有明显差别,最好 3 次血压均大于 140/90mmHg,至少 3 次平均血压应大于 140/90mmHg,难以确定时做 24 小时检测,以确定诊断。

10 高血压患者为什么要经常测量血压?

目前高血压病已经成为严重危害人们健康的疾病之一。许多患者因缺乏应有的自我保健知识，不注意定期检测血压，只注重自我感觉。他们不知道大多数血压升高是没有不舒服的，尤其是缓慢升高的血压，更是毫无感觉，这样往往会导致病情加重或引起严重并发症。在少数情况下，高血压患者在血压升高时，常会感到头晕、头痛、乏力等，而头疼、头晕又会反过来影响血压的升高；多数患者由于长期处于较高的血压状态下，会逐渐适应较高的血压，头疼、头晕等症状并不明显。若不定期检测血压、难以合理用药，很容易发生心、脑、肾等严重并发症，甚至会危及生命。据报道，75%以上的脑卒中是高血压造成的，尤其高血压是脑出血的独立危险因素，其中没有定期检测血压者占80%。高血压患者定期测量血压，有助于找到自身血压变化的规律，为医生个体化合理用药及调整治疗方案提供重要参考，有助于血压的平稳控制，减少和延缓心脑肾并发症的发生。

⑪ 哪些是高血压的危险因素？

目前认为高血压病是遗传易感性和生活方式、环境因素相互影响的结果。高血压发病的危险因素分为不可改变的和可改变的两类。前者主要包括遗传因素、种族、年龄、性别等。可改变危险因素主要为一些不良生活方式，其在高血压的防治中起着至关重要的作用，主要包括以下因素：

（1）高钠、低钾膳食：人群中，钠盐（氯化钠）摄入量与血压水平和高血压患病率呈正相关，而钾盐摄入量与血压水平呈负相关。膳食的钠/钾比值与血压的相关性甚至更强。我国14组人群研究表明，膳食钠盐摄入量平均每日增加2g，收缩压/舒张压分别增高2.0/1.2mmHg。高钠、低钾膳食是我国大多数高血压患者发病最主要的危险因素。我国地区盐摄入分布为北高南低，与高血压、脑卒中的分布高度一致，也是北高南低。我国人均每日

9

盐摄入量 10 ~ 15g 以上。

（2）超重和肥胖：身体脂肪含量与血压水平呈正相关。人群中体重指数（BMI）与血压水平呈正相关，BMI 每增加 3kg/m²，4 年内发生高血压的风险，男性增加 50%，女性增加 57%。我国 24 万的成年人随访资料的汇总分析显示，BMI≥24kg/m² 者发生高血压的风险是体重正常（BMI 20 ~ 24kg/m²）者的 4 倍左右。身体脂肪的分布与高血压发生也有关，尤其是腹型肥胖更为明显，腹部脂肪聚集越多，血压水平就越高。腰围男性≥90cm 或女性≥85cm，发生高血压的风险是腰围正常者的 4 倍以上。

随着我国社会经济发展和生活水平提高以及生活方式的改变，人群中超重和肥胖的人数均明显增加。在城市中年人群中，超重者的比例已达到 25% ~ 35%。超重和肥胖将成为我国高血压患病率增长的又一重要危险因素。

（3）缺乏锻炼：长期缺乏有规律的体力活动可导致血压升高，而适当的体育锻炼不仅可使收缩压和舒张压下降（约 6 ~ 7mmHg），可以减轻体重、增强免疫力和体力、减少骨质疏松，可降低血压、血糖和癌症的发生。高血压患者可根据年龄及身体状况选择慢跑、快步走、太极拳等不同方式。运动频度一般每周 3 ~ 5 次，每次持续 20 ~ 60 分钟。

（4）吸烟：烟草中的尼古丁等有害物质进入血液后会使周围血管收缩，使血压升高。长期大量吸烟，可以引起小动脉持续收缩，小动脉的动脉壁上的平滑肌就会变性，损害血管内膜，使小动脉的血管壁增厚和硬化，导致冠心病、脑卒中等；吸烟可明显增加癌症的发病率。

（5）饮酒：过量饮酒是高血压发病的危险因素，人群高血压患病率随饮酒量增加而升高。虽然少量饮酒后短时间内血压会有所下降，但长期少量饮酒可使血压轻度升高；过量饮酒则使血压明显升高。如果每日平均饮酒 > 3 个标准杯（1 个标准杯相当于

12g 酒精，约合 360g 啤酒，或 100g 葡萄酒，或 30g 白酒），收缩压与舒张压分别平均升高 3.5mmHg 与 2.1mmHg，且血压上升幅度随着饮酒量增加而增大，尤其是高度烈性酒，危害性更大。饮酒还会降低降压治疗的疗效，且过量饮酒可诱发急性脑出血、心肌梗死发作和酒精性心肌病、血糖升高等。

（6）精神紧张：紧张是指由内外紧张因子（工作或生活压力及各种情绪应激）引起，多数有明显主观紧迫感觉，有时主观紧迫感觉不明显，但血压有明显升高。笔者遇到多例紧张性高血压患者，联合应用 2~3 种降压药，血压仍难以控制，后来经改变工作、心理疏导等处理后，停用降压药后血压完全正常，但是紧张时血压又升高。因此保持健康愉快的心理状态、减少精神压力和防止焦虑、抑郁等十分重要。

（7）疾病和药物：糖调节异常、血脂异常等代谢性疾病者也易患高血压，此外，长期使用某些药物，如糖皮质激素（如强的松、地塞米松、氢化可的松）、中药甘草、口服避孕药、麻黄素等也会引起血压升高。

⑫ 高血压有哪些危害？

高血压的危害主要表现在脑、心、肾等重要器官的损害。

高血压是脑卒中最主要的可控制危险因素，中国人群脑卒中的发生率与血压的水平关系密切，即血压水平越高，脑卒中发生率越高。现已证明，单纯降压治疗对降低脑卒中发生效果显著，只要控制高血压，就可减少脑卒中的发病风险。国内外多项大规模多中心随机对照临床研究表明，积极治疗高血压，可降低高血压患者首次脑卒中的发生。收缩压每下降 5~10mmHg 或舒张压每下降 2~5mmHg，脑卒中发生危险减少 30%~40%。对已经发生脑卒中的患者，降压治疗对脑卒中二级预防也有好处，适当降低血压水平，脑卒中再发危险就可下降。收缩压下降 6～8mmHg 和舒张压下降 3～4mmHg 可使脑卒中再发减少 20%。我国为脑卒中高发国家，脑卒中年发病率为 185/10 万～219/10 万人，估计每年有 200 万人新发脑卒中，其中 2/3 的脑卒中会致死或致残，给国家和家庭造成巨大的社会经济负担，估计每年脑卒中患者的费用约为 120 亿元人民币。

在西方国家，高血压的危害主要是使心脏的结构和功能发生改变，多引起心肌肥厚、心室扩张，使冠状动脉发生粥样硬化，最终导致心肌梗死、心力衰竭等。而我国只有 36% 的冠心病与高血压有关。

高血压长期控制不良，可导致肾小动脉硬化，使肾功能减退，出现蛋白尿，逐渐发展，最终发生肾功能衰竭，甚至尿毒症，其发生率为 5%～10%。高血压患者死于肾功能衰竭者占 1%～2.5%。

⑬ 为什么说高血压是心血管疾病总危险因素中的一个重要部分？

高血压病是世界范围内的重大公共卫生问题，也是引起人类较早死亡的最重要的（可控制）危险因素，其是心血管疾病多种危险因素中最强烈的一个。在中国 78.9% 的脑卒中和 36% 的冠心病与高血压有关，也是心力衰竭重要危险因素和脑出血的独立危险因素。此外，肾功能衰竭、大血管病变也与高血压有关。

流行病学和临床研究均表明，冠心病的发病和死亡均随血压水平升高而增加，发生事件的危险呈连续线性关系。由于高血压所致的左心室肥厚是心血管疾病并发症的独立危险因子，此时常伴有冠状动脉血流储备力的降低。高血压作为一种致病危险因子，参与动脉粥样硬化病变的发生、发展。高血压时冠状动脉小血管平滑肌细胞增生，导致小血管中层肥厚，血管腔内径变小以及血管外周纤维增生，导致血管阻力增大是高血压患者冠状动脉血流储备功能下降的基本病理过程，高血压所致的代谢因素的改变使冠状动脉血流储备功能降低。

高血压对心脏危害强度大于糖尿病、高脂血症等其他危险因素，是心血管疾病总危险因素中最重要的一个。

⑭ 没有症状的高血压需要治疗吗？高血压患者需要终身服药吗？

高血压患者是否需要服药并不是看有没有症状，主要是决定于患者血压升高程度以及同时存在的危险因素的数量和强度。例如高血压合并糖尿病，无论血压升高多少，无论是否有临床症状，均属于高危人群，需要立即进行药物治疗。当然有些高血压1期的患者，没有其他临床并存情况和危险因素，尽管有轻微的临床表现，也可以进行非药物治疗3~6个月，通过改善生活方式可使血压下降5~20/3~5mmHg。

症状性高血压（继发性高血压）患者，在原发病治愈后，高血压可以恢复正常，少数原发性高血压患者在发生心肌梗死、脑卒中后血压可以恢复正常，绝大多数的高血压患者，均需要终身服药。不要轻易相信某些治疗仪和保健品的夸大宣传作用，凡是缺乏循证医学证据的方法和药物都要慎重使用，以免延误治疗，造成严重后果。

⑮ 高血压与冠心病的关系如何？

流行病学研究表明，高血压是冠心病的独立危险因子，其危险强度远超过糖尿病、高脂血症、吸烟和肥胖等。我国有36%的冠心病与高血压有关。高血压所致的冠心病是血压正常者的 2~4 倍，高血压通过影响血管内皮及平滑肌细胞内膜通透性而使动脉壁发生改变（使内膜变厚，结缔组织增生），于是血管壁增厚，管腔狭窄，引起动脉粥样硬化。当冠状动脉的管腔狭窄超过 75% 时，临床上就会发生心绞痛，而冠状动脉完全阻塞时，局部心肌就会发生坏死，导致急性心肌梗死。血压水平越高，动脉粥样硬化程度越重，死于冠心病的危险性就越高。

如果同时存在糖尿病、血脂异常等其他危险因素时，引起冠心病的概率明显增加，尽管高血压是冠心病的独立危险因子，但致冠心病的强度要比致脑卒中弱。

单纯有效的降压治疗可以明显降低脑卒中的发生和死亡，但并不能显著降低冠心病的发生和死亡。所以，预防冠心病还需要同时干预更多的其他危险因素，如糖尿病、血脂异常、吸烟等。在选择降压药时，要慎重使用可干扰血脂、血糖和电解质的药物，如利尿剂、β 受体阻滞剂，而应优先选用长效钙通道阻滞剂和血管紧张素转换酶抑制剂或血管紧张素受体阻滞剂等，但在心肌梗死后，尤其是存在心力衰竭和心律失常时，β 受体阻滞剂仍然是首选的降压药。

⑯ 高血压与心力衰竭的关系如何？

高血压是心力衰竭的重要危险因素，存在明显的因果关系，随着血压的升高，心力衰竭发生率也随着递增。心力衰竭和脑卒中是两种与血压水平关联最密切的并发症，是一条重要的事件链。如高血压同时存在其他的心血管疾病危险因素，如血脂异常、糖尿病、吸烟、肥胖、缺乏运动等，可加速冠心病的发生和发展，导致心肌缺血、缺氧，严重者会发生心肌梗死，使大量心肌细胞坏死，心脏收缩功能明显下降，最终出现心力衰竭。早期多数为导致射血分数保留的心力衰竭（注：射血分数保留的心力衰竭是医学术语，即心脏左心室射血分数正常，但有心衰的表现如心慌、气促、血脑钠肽升高等）。如合并冠心病和心肌梗死，也可以发生射血分数降低的心力衰竭。

患有心力衰竭患者的死亡率是普通人群的4~8倍，且心力衰竭的发病率随着年龄和血压的增加而成倍增加，血压水平越高，心力衰竭的发病率越大，当血压超过160/95mmHg时，在10年内发生心力衰竭的危险是血压低于140/90mmHg患者的4倍以上。

长期有效地控制血压，不但可以减少冠心病和脑卒中的发生，还可以使心力衰竭的发病率减少50%，因此，控制血压对防治心力衰竭至关重要。

高血压患者一旦出现心力衰竭，在治疗上不但要有效控制血压，还要干预同时存在的其他危险因素，同时给予合理的抗心力衰竭治疗。在决定治疗方案时，要选择同时兼有治疗心力衰竭的降压药，如β受体阻滞剂、长效钙通道阻滞剂、利尿剂、血管紧张素转换酶抑制剂或血管紧张素受体阻滞剂等，慎重使用短效钙通道阻滞剂。在高血压合并心力衰竭的早期，除非有特殊适应证，否则不要使用洋地黄。

⑰ 儿童也会患高血压吗？

人们通常认为高血压只发生于成人，尤其是中、老年人，实际上儿童也常有患高血压的。随着生活水平的改善，饮食结构及生活习惯的改变，肥胖儿童增多，儿童高血压有增加趋势。根据2010年全国学生体质调研报告，我国中、小学生的高血压患病率为14.5%，男生高于女生（16.1% vs. 12.9%）；北京儿童医院曾对5000名6~18岁的儿童和青少年进行血压普查，发现血压偏高者占9.36%；在日本和美国，儿童高血压发病率分别为13.3%和

14.1%。儿童高血压发生率国外为 0.6% ~ 11%，国内为 1% ~ 7%，有高血压家族史的检出率明显增多。由于儿童不会或很少能正确诉说症状，且儿科医生对小儿的血压也关注不够，故儿童高血压病容易漏诊。

儿童高血压通常没有不适感，无明显临床症状，也可出现头痛、头晕、抽搐、呕吐，约半数儿童可无任何症状。中、老年人的高血压绝大多数起源于青少年时代的轻度高血压，也可能始于儿童期。因此，及早发现儿童高血压，进行早期防治，对预防中、老年高血压和心血管疾病有着重要意义。

⑱ 儿童高血压有什么特点？

以往认为儿童以继发性高血压较多，但近年来发现原发性高血压有明显增加的趋势，且以原发性高血压为主，多数表现为血压水平的轻度升高（1级高血压），通常没有明显临床症状。所以，不易被发现。儿童原发性高血压的影响因素较多，其中，肥胖是最重要的危险因素，占儿童原发性高血压的 30% ~ 40%；其他危险因素包括家族史、出生低体重、早产、高盐饮食、缺乏运动和睡眠不足缺乏等。

家族中有高血压亲属的儿童患高血压的概率明显高于家族中无高血压亲属的儿童，北京一项调查发现有高血压家族史的检出率高达 8.91%。肥胖也可引起高血压，降低体重常可使血压下降。饮食中钠盐的增加与高血压的发生有较明确的关系。最近美国约翰斯·霍普金斯大学公共健康中心的科学家研究发现：电子游戏机与诱发性儿童高血压有密切关系。美国的研究人员称，儿童高血压与睡眠时的呼吸状况也有关，这项研究成果已于 2006 年 10 月 7 日在圣安东尼奥召开的美国心脏联合会上公布。

在小儿继发性高血压中，肾脏疾病占 80% 左右，其次为心血管疾病、内分泌疾病、神经系统疾病和中毒等，其中肾脏疾病主要包括肾实质疾病和肾血管疾病。

19 我国高血压病的流行病学特点有哪些?

中国 2012 至 2015 年高血压流行病学调查显示，18 岁及以上人群高血压患病粗率为 27.9%，患病率总体呈增高的趋势，且随年龄增加而显著增高

我国高血压病的流行病学特点是"三高三低"，但较以前有明显增高:

2015 年调查显示，18 岁以上人群高血压的知晓率、治疗率和控制率分别为 51.5%、46.1% 和 16.9%，城市高血压治疗率显著高于农村。

目前我国有脑卒中幸存患者估测 1300 万人，其中 75% 不同程度丧失劳动力，40% 重度致残;每年有 200 万新发脑卒中。高血压是心脑血管病的最重要危险因素，又是最容易控制的危险因素。

我国高血压转归的特点尽管近年有所改变，脑卒中发病率略有下降，冠心病发病率明显升高。我国 1994 至 2013 年脑卒中人口标化死亡率年下降率男性为 2.7%，女性下降 4.1%。但脑卒中仍为我国成年人致死和致残的首位原因:主要是脑卒中（70%），其次是冠心病，再次是肾功能衰竭。高血压是脑卒中最主要的危险因素，79.8% 的脑卒中与高血压有关，而高血压只是冠心病的独立危险因素，只有 36% 的冠心病与高血压有关。我国心血管患者群发病呈北高南低趋势，这可能与天气寒冷血管易收缩、食盐摄入过高、膳食中脂肪含量高和饮酒过量有关。值得注意的是，目前我国心血管疾病呈上升和年轻化趋势。

20 高血压患病率随着年龄增长而增加吗?

高血压患病率随着年龄增长而增加的分布特征早已经得到国内外研究者一致认可。1991 年第 3 次全国高血压抽样调查结果显示,13~34 岁患病率增长较为缓慢,一直保持在 5% 以内,35 岁以后增加幅度较快,每增长 10 岁,患病率增加 10%。《2002 年中国居民营养与健康状况》调查数据显示,18~44 岁、45~59 岁、≥60 岁组高血压患病率分别为 9%、28.5%、51%;中国慢性肾病流行病学调查显示,这 3 个年龄组高血压患病率分别为17.5%、40.1%、58.2%。中国慢性病及其危险因素监测调查结果表明,18~49 岁年龄组患病率一直保持在 20% 以内,而 50~59 岁、60~69 岁、≥70 岁组高血压患病率分别为 33.8%、48.0%、61.1%,呈现明显增加趋势,同时该研究也发现患病率与年龄之间存在正相关线性趋势。

第二章

高血压患者实验室检查的内容、临床和经济学意义

高血压患者应该检查的项目主要包括：血常规、尿常规[尿蛋白、尿糖、微量白蛋白尿（合并糖尿病患者必查项目）、尿蛋白定量和尿沉渣镜检]、肝肾功能、血清总胆固醇、甘油三酯、高密度脂蛋白胆固醇、低密度脂蛋白胆固醇、血糖、糖耐量试验、电解质（尤其是血钾）、心电图、超声心动图、胸部 X 线、颈动脉和股动脉超声、眼底检查等。

通过检查，确定是原发性高血压还是继发性高血压。

了解心、脑、肾等重要器官的变化和功能是否受到损害及其损害程度。

帮助原发性高血压病的诊断和分型，危险分层、量化评估预后，有利于正确选择药物治疗和治疗方案。

21 高血压患者进行实验室检查的目的是什么?

高血压患者在进行非药物疗法和药物治疗前均需要进行一系列的检查，这些检查的目的主要如下：

（1）决定高血压患者是否选择药物治疗、何时开始药物治疗和采用什么样的治疗方案。例如，一个血压140/90mmHg的患者，无其他任何异常情况下，可以先进行非药物治疗6～12个月，但如果实验室检查发现合并糖尿病则必须立即开始药物治疗。

（2）确定是原发性高血压还是继发性高血压。了解心、脑、肾、眼等重要器官的变化和功能是否受到损害及其损害程度。

（3）了解高血压患者是否合并其他临床情况或危险因素，如冠心病、左心室肥厚、脑卒中、外周血管病变、视网膜病变、血脂紊乱、糖尿病、慢性肾功能不全和高尿酸血症等。

（4）帮助原发性高血压病的诊断和分型，危险分层、量化评估预后，了解靶器官的功能状态，有利于治疗时正确选择药物。

（5）实验室的检查结果和病史，是高血压治疗经济学评价和选择治疗方案或药物的主要依据，千万不能以自己的经济条件来选择治疗方案或药物，否则盲目地高投入，用贵药，也不会起到好的治疗效果。

22 高血压患者要做哪些常规检查?

高血压患者根据自己的具体情况决定检查项目，其中主要包括：血常规、尿常规、肾功能、尿酸、血脂、血糖、糖耐量试验、电解质（尤其是血钾）、心电图、心脏B超、胸部X线和眼底检查等。还有一些其他的检查，应根据患者的临床情况和经济条件来决定，如检测空腹血浆同型半胱氨酸、尿儿茶酚胺、血醛

固酮、心钠素、肾素、血管紧张素、高敏 C 反应蛋白、微量白蛋
白尿（合并糖尿病患者必查项目）、睡眠呼吸监测（合并睡眠呼
吸暂停综合征）、动脉造影、肾和肾上腺超声、CT 或 MRI（磁共
振成像）等。

23 高血压患者血常规检查有什么意义？

高血压患者血常规包括红细胞和血红蛋白，一般无异常，但
急进型高血压时可有 Coombs 试验（抗人球蛋白试验）阴性的微
血管病性溶血性贫血，伴畸形红细胞；血红蛋白高者因血液黏稠
度增加，易有血栓形成并发症（包括脑梗死）和左心室肥大。血
常规检查还有助于高血压的诊断和鉴别诊断，如高血压伴有贫血
者可能是慢性肾功能衰竭所致的肾性高血压。

24 高血压患者尿常规检查有什么意义？

高血压患者早期尿常规可正常，肾浓缩功能受损时尿比重逐
渐下降，可有微量尿蛋白、红细胞，偶见管型。随着继发于高血
压的肾脏病变进展，尿蛋白量增多。良性肾硬化者，如 24 小时尿
蛋白在 1g 以上时，提示预后差。红细胞和管型也可增多，管型主
要是透明管型和颗粒管型。

25 高血压患者肾功能检查有什么意义？

高血压患者通过肾功能检查主要可以了解肾功能受损的程
度，还可帮助鉴别高血压的性质。早期患者肾功能检查并无异
常，肾实质受损到一定程度可开始升高。当成人肌酐：男性 >
114.3μmol/L，女性 >107μmol/L，老年人和妊娠者 >91.5μmol/L，微

量白蛋白尿＞30mg/24h 时，提示有肾损害。酚红排泄试验、尿素清除率、内生肌酐清除率等可低于正常。肾功能检查还有助于高血压的诊断和鉴别诊断，如肾功能受损早于高血压发现时间，或者肾功能程度严重，而血压仅轻度升高，其他器官如心脏结构正常、眼底血管无明显改变，则可能是肾性高血压，反之可能是高血压肾病。

26 高血压患者胸部 X 线检查有哪些异常？

胸部 X 线透视或摄片主要是观察心脏与大血管外形轮廓的变化，判断心脏有无扩大及扩大程度，对心脏检查的敏感性和特异性不如超声心动图；但胸部 X 线检查可见到主动脉的形态改变，尤其是升主动脉、主动脉弓部迂曲延长，其升主动脉、主动脉弓或降部可扩张，主动脉壁有无钙化或缩窄，有无夹层动脉瘤等变化。出现高血压性心脏病时有左室增大，合并左心衰竭时左室增大更明显，全心衰竭时则可左、右心室都增大，并有肺淤血征象；胸部 X 线侧位片心前、心后间隙缩小或消失。肺水肿时则见肺间质明显充血，呈蝴蝶形模糊阴影。X 线检查比较经济、方便，应常规检查，以便治疗前后时比较。

27 高血压患者心电图检查有哪些改变？

高血压患者左心室肥厚时心电图可显示左心室肥大或兼有劳损。由于左室舒张期顺应性下降，左房舒张期负荷增加，心电图可出现 P 波增宽、P 波切迹，V1 导联的 p 波终末电势负值增大等。上述表现甚至可出现在心电图发现左心室肥大之前。高血压患者可以并发频发的各种心律失常，如房性期前收缩、室性期前收缩、心房颤动等；此外，心电图检查尤其对传导系统的病变有重要意义，如各种传导阻滞等，是超声心动图、胸部 X 线和 CT 检查所不能替代的。心电图检查优点是经济、方便，便于重复检查，前后对照。

28 超声心动图对高血压病有什么意义？

目前认为超声心动图检查与胸部 X 线和心电图比较，是诊断左心室肥厚最敏感、可靠的手段，其不但可以明确心脏各腔室的大小、房室壁厚度和活动情况，瓣膜的改变，乳头肌和大动脉的活动情况，还可以测量心脏的功能，有助于对心衰患者的定量诊断，并可以观察病程演变和判断降压药物的疗效。超声心动图对预后的判断，以及治疗方案的选择也具有重要意义。

29 颈动脉超声对高血压病有什么意义？

应用彩色多普勒超声检查可判定颈动脉内膜中层厚度及颈部血管是否存在粥样斑块，研究发现随着血压升高程度与颈动脉粥样硬化斑块的发生率及内中膜厚度呈正相关。颈动脉超声作为一种无创检查手段，能判别高血压患者是否并发动脉粥样硬化，有助于对高血压患者进行针对器官个体化治疗。

30 高血压患者为什么要做糖耐量、血糖和尿糖测定？

由于高血压患者容易合并糖尿病，因此做糖耐量、血糖和尿糖测定尤为重要，其原因如下：

（1）高血压病易合并糖尿病，两者都是冠心病的易患因素，如二者同时存在，需要警惕代谢综合征或胰岛素抵抗等。测定糖耐量、血糖和尿糖有助于极早发现糖尿病。

（2）糖尿病患者易发生肾血管疾病及糖尿病肾病，这些病变均可以导致血压升高，测定糖耐量、血糖和尿糖有助于鉴别高血压原因。

（3）原发性醛固酮增多症、库欣综合征、嗜铬细胞瘤等也可引起血压升高，常伴有高血糖，故检查糖耐量、血糖和尿糖有助于鉴别原发性高血压及继发性高血压。

（4）利尿剂治疗高血压时可能使血糖升高和糖耐量降低，治疗前测定糖耐量、血糖和尿糖有助于药物治疗的观察及对药物不良反应的判断。

31 高血压患者检查血脂、电解质和血尿酸有什么意义？

检查电解质、血尿酸、血脂对于高血压的鉴别诊断、预后判断以及各种并发症的存在情况的了解均有重要意义。例如原发性醛固酮增多症常合并低血钾，而肾功能损害时血尿酸常常增高，代谢综合征常合并血脂异常。此类高血压患者在选择治疗方案时，避免使用利尿剂和 β 受体阻滞剂，还要进行调脂治疗和改善饮食结构。

32 高血压患者为什么要进行眼底检查？

高血压患者常规眼底检查，其目的是根据视网膜病变和视网膜动脉的变化，反映出高血压病脑血管的变化和外周小动脉的病变程度，外周小动脉硬化越重，心脏的负荷越大。在病情发展的不同阶段可见下列的眼底变化。Ⅰ级：视网膜动脉痉挛。ⅡA级：视网膜动脉轻度硬化；ⅡB级：视网膜动脉显著硬化。Ⅲ级：Ⅱ级合并视网膜病变（出血或渗出）。Ⅳ级：Ⅲ级合并视盘（视神经乳头）水肿。眼底血管变化是反映脑血管变化也是全身动脉变化的一面"镜子"，故根据高血压眼底变化，辨别高血压分期极为重要。

33 检测尿儿茶酚胺对高血压患者有什么意义？

儿茶酚胺又叫邻苯二酚胺，主要包括肾上腺素及去甲肾上腺素和多巴胺，由肾上腺素髓质和位于身体其他部位的嗜铬细胞分泌。肾上腺素与去甲肾上腺素的生理作用也有差异。前者具有应激中调动体内血流再分布的作用，使皮肤的血管收缩，骨骼肌及心肌和脑内血管扩张，减低周围血管阻力，增加心率、心输出量和脉压。去甲肾上腺素则以维持人体血压为主，使小动脉收缩，保证收缩期及舒张期血压维持在一定水平。

嗜铬细胞瘤的患者，由于嗜铬细胞无限增殖，大量儿茶酚胺释放入血，使全身小动脉收缩、血压升高、心率加快。同时尿中排泄儿茶酚胺的量明显增加，故测定尿儿茶酚胺有助于嗜铬细胞瘤患者的诊断，尤其是对血压波动较大者，以区分原发性与继发性高血压。

34 高血压患者为什么要测定血中醛固酮含量？

醛固酮是肾上腺皮质分泌的主要盐皮质激素。在普通含钠钾饮食情况下，每日分泌醛固酮 50～250μg。醛固酮促进大量钠及氯离子重吸收而钾和氢离子从尿中排出，从而发挥其调节钠钾代谢、调节细胞外液量的生理作用，还使尿中排铵增多，血 HCO_3^-（碳酸氢根离子）增高，血 pH（血液酸碱度的指标）也有增高倾高。

正常人 24 小时尿醛固酮排出量为 $10\pm2\mu g$，醛固酮增多症的患者 24 小时尿醛固酮大多高于正常，24 小时可达 300μg。高血压患者，尤其伴有低血钾者，测定尿醛固酮含量有助于鉴别有无醛固酮增多症存在。如与肾素测定同时进行，还可鉴别原发性与继发性醛固酮增多症。

由于尿醛固酮受多种因素影响，波动性较大，测定时应固定钠和钾的摄入量，需反复多次测定结果才可靠。

35 CT 检查对高血压诊断有什么意义？

CT 为计算机断层扫描，它不是高血压患者的常规检查项目，主要用于继发性高血压的鉴别诊断，如嗜铬细胞瘤等原发病变的定位诊断。在高血压肾病后期，可了解肾脏萎缩、变小及实质病变等情况。

对嗜铬细胞瘤患者，CT 可以显示瘤体直径 2cm 以上的病变，并能鉴别转移性和复发性疾病；对库欣综合征患者，CT 具有各种传统方法不能相比的优越性，尤其对异位促肾上腺皮质激素分泌的肿瘤和肾上腺腺瘤与癌的定位具有重要价值；对原发性醛固酮增多的患者，CT 可发现直径 1cm 的腺瘤；对实质性肾疾病，CT 可显示肾的大小及肾实质的占位性病变；患高血压脑病时，CT 可显示脑的病理改变和脑部并发症，如脑出血、脑梗死等。

CT 还可以检查心脏的功能和结构的改变，有助于冠心病和心力衰竭的诊断。

36 血浆同型半胱氨酸检查对高血压诊疗有什么意义？

伴有高同型半胱氨酸（HCY）的高血压，被称为"H 型高血压"。HCY 是一种氨基酸，它几乎在人体的所有组织中均能产生，人体中约80%的HCY和体内的蛋白质结合。HCY可引起血管内皮功能紊乱或损害、从而加速动脉硬化斑块的形成，导致心脑血管疾病剧增。高血压如果合并高同型半胱氨酸血症，是脑卒中最重要的危险因素之一。中国高血压人群多数HCY增高，与中国高血压转归以脑卒中为主有一定关系，不过HCY对心血管疾病事件的影响强度没有以往认为的那么重要，比血压升高、糖尿病、高血脂和肥胖、吸烟要弱，正常值也由以前的$10\mu mol/L$，调整到$15\mu mol/L$，根据病因，H型高血压治疗有所不同：不仅要降压，还要降同型半胱氨酸。

37 微量白蛋白尿检查对高血压预后有什么意义？

微量白蛋白尿（即尿白蛋白排泄率$20\sim200\mu g/min$或24小时尿白蛋白总量$30\sim300mg$）与高血压密切相关，提示患者出现早期血管通透性异常以及动脉粥样硬化。高血压患者早期筛查、诊断并积极干预微量白蛋白尿至关重要。一旦出现微量蛋白尿，提示预后较差，选择降压药时，要充分考虑有利于保护肾功能、降低蛋白尿的降压药。

38 高血压患者为什么要进行呼吸睡眠监测？

睡眠呼吸暂停患者合并高血压者可达50%以上，尤其是肥胖和脖子短的患者更容易出现睡眠呼吸暂停现象，且睡眠呼吸暂停程度越重，合并高血压的趋势也愈加明显。通过同步的睡眠呼吸监测及持续血压监测发现睡眠呼吸暂停可引起夜间血压升高，此类患者血压的增高不仅呈现于夜间，也呈现于清醒后及日间，改变了血压节律。对于此类患者，单纯降压药物治疗效果差。只有治疗睡眠呼吸暂停控制继发性高血压。临床上不少所谓的难治性高血压，就是睡眠呼吸暂停导致的，合并打鼾的高血压患者，有必要通过呼吸睡眠监测，排除了睡眠呼吸暂停进行下一步诊疗，改善这类高血压患者的睡眠呼吸暂停情况，有利于血压控制。

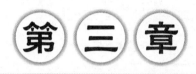

第三章

高血压的诊断及鉴别诊断

我国目前仍将收缩压≥140mmHg和（或）舒张压≥90mmHg作为高血压的诊断标准。

高血压是一个渐进发展的心血管综合征，由多种复杂的相关因素所导致。

高血压分为原发性和继发性两大类。

对高血压患者应详细询问病史，全面系统检查，以排除症状性和假性高血压。

按高血压危险性分层，量化地判断患者的预后，主要根据血压升高程度和其他危险因素存在的情况。

根据患者的病史、家族史、体格检查及实验室检查对高血压患者做出诊断和危险性评估。

39 我国高血压诊断标准是什么?

我国规定的高血压诊断标准见下表。

我国高血压诊断标准

正常血压	收缩压＜120mmHg	舒张压＜80mmHg
正常高值血压	收缩压120～139mmHg	舒张压80～89mmHg
高血压	收缩压≥140mmHg	和（或）舒张压≥90mmHg
轻度高血压（1级）	收缩压140～159mmHg	和（或）舒张压90～99mmHg
中度高血压（2级）	收缩压160～179mmHg	和（或）舒张压100～109mmHg
重度高血压（3级）	收缩压≥180mmHg	和（或）舒张压≥110mmHg
单纯收缩期高血压	≥140mmHg	舒张压＜90mmHg

不能仅仅根据血压值的变化界定高血压。

还要考虑：

（1）有无其他危险因素；

（2）有无靶器官损害或糖尿病；

（3）有无并存的临床情况，如心、脑、肾脏病变，并根据我国高血压人群的危险度分层标准进行危险度分层和确定治疗方案。

若患者的收缩压与舒张压分属不同级别时，则以较高的分级为准。单纯收缩期高血压也可按照收缩压水平分为1、2、3级。将血压120～139/80～89mmHg列为正常高值血压是根据我国流行病学数据分析的结果，血压处在此范围内的患者，应认真改变生活方式，及早预防，以免发展为高血压。

40 高血压的诊断应包括哪些内容？

高血压的诊断首先应准确测量血压，由于血压值敏感，容易受多种内外因素的干扰，规范血压测量，每次测量值取两次血压读数的平均值，假如两次读数误差超过6mmHg，则测量3次，取3次读数的平均值。首次诊断高血压，必须非同日3次血压值，均达到高血压的诊断标准，至少也应该3次血压值平均值要达到诊断标准。一般以最高的一次作为分级的标准。为了确诊高血压，必须除外症状性高血压、白大衣性高血压和其他原因或药物所致的一过性高血压。高血压的诊断主要根据心、脑、肾重要脏器功能、大血管的改变等危险因素和程度的评估，以及有无合并可影响高血压病情发展的其他疾病和治疗的情况，如冠心病、心力衰竭、外周血管病变、糖尿病、血脂异常、高尿酸血症、慢性呼吸道疾病等进行判断后分级。

41 为什么我国没有采纳《美国高血压指南》新的诊断标准？

《美国高血压指南》在国际上具有重要的影响和地位，我国许多指南往往被指是《美国高血压指南》的中文版，《中国高血压指南》也不例外。然而，这次2014年《美国成人高血压指南（JNC-8）》对于高血压的诊断标准未被我国采纳，其诊断依据来自流行病学的证据，当血压大于130/85mmHg之后，心血管疾病事件的发生率随着血压的升高而升高。但是，针对这种高血压的多项临床治疗研究的结果显示：针对130～140/85～90mmHg的所谓高血压患者进行降压药干预，虽然血压下降但并未有心血管疾病的获益，所以，一般不建议降压药治疗，也没有纳入中国高血压的诊断标准。针对这些患者主要采取生活干预，多数高血压患者进行良好的生活干预可以使血压下降 10 ~ 15/4 ~ 8mmHg。生活干预不但没有不良反应，还对血糖、血脂有益，对预防肿瘤也有一定的好处，也不浪费医疗资源。

一个诊断标准的推广主要看是否有获益，所以，仅仅从流行病学角度还远远不够，还需要有更多的临床研究的支持。另一方面，按这个诊断标准，中国将增加 3 亿高血压病患者，如果对这些患者采用治疗，不但没有获益，反而会浪费大量的医疗资源和财政资源，也会影响那些高、中危患者的治疗。

42 高血压的分类是什么?

临床上把高血压分为原发性和继发性两大类。

（1）原发性高血压：血压升高的原因尚不十分清楚，也叫高血压病，它是一种以动脉血压升高为特征，伴有心、脑、肾功能性或器质性异常改变的全身性疾病。根据统计，有90% ~95%高血压患者属于原发性高血压，原发性高血压是心血管疾病中最常见的一种慢性病。

（2）继发性高血压：继发性高血压是在某些疾病发展过程中产生的，原发性疾病治愈后，血压也随之下降。所以，这种高血压又称症状性高血压，占全部高血压患者的 5% ~ 10%，患有慢性肾炎、肾动脉狭窄、原发性醛固酮增多症等疾病时都会出现症状性高血压。

43 高血压新定义的具体内容有哪些?

目前认为高血压是一个渐进发展的心血管综合征,由多种复杂的相关因素所导致。这个综合征的早期标志可以出现在血压持续升高以前,所以,不能仅仅根据血压值的变化界定高血压病。高血压病发展过程与心脏及血管功能和结构的异常密切相关,随着病情的发展而导致心脏、肾脏、大脑、血管和其他器官的损伤。

这个更新的新定义主要是为了鉴别早期高血压的危险人群,其包括了每个患者的所有心血管危险因素,即使血压在正常值范围以下,也属于高血压病范畴。综合评估包括以下因素:早期的心血管疾病和靶器官损坏标志、血压参数的变化、年龄、性别、血脂、体重指数、心血管疾病的家族史,以及运动或者心理应激而导致的血压升高、微量蛋白尿或葡萄糖耐量降低。

既往所说的高血压主要以血压数值的变化为标准,但是大多数患者的血压升高只是一种结果,并不是高血压的诱因。而新定义综合体现了是否存在危险因素、早期疾病征兆以及靶器官损害等情况,更加准确地反映了高血压导致的心血管系统和其他器官的不同生理变化。

尽管美国高血压协会起草小组界定的高血压仍然包含高血压的分期,但是除血压参数以外,还包括其他因素,根据血压值和其他各种因素综合评价其危险性。例如,一例患者的血压是130/80mmHg,并且出现心脏、肾脏或者眼底损伤的标志,因此这例患者是心血管疾病的高危患者,而另一例患者的血压与之相同,但是没有靶器官的损坏,所以危险性相对较低。

笔者认为:更新的高血压定义具有更大的灵活性,包含了更多的危险因素,对于以心脏病为主要结局的西方人群具有重要的意义，但对于以脑卒中为主要结局的中国人群的意义值得考虑。因为，78.9%的中国人脑卒中归因于高血压，如果淡化血压读数的概念，可能会使中国高血压的人群防治事倍功半。

2009年11月美国高血压学会（ASH）高血压写作组（HWG）更新了高血压的定义及分类，提出血压本质上是高血压病的一个生物标志。高血压病是一种"由多种病因相互作用所致的复杂的、进行性的心血管综合征"。仅根据血压数值判断疾病的严重程度有很大缺陷，因为心脏、血管生理功能及重塑，肾脏、脑组织损伤这些亚临床或临床表现，可能发生在血压升高之前。新定义进一步淡化了血压数值在高血压病诊断中的地位，纠正了以往过度强调血压水平在高血压诊断和预后评估中意义的观念，是对高血压认识的又一次升华。

44 什么是清晨高血压？有什么意义？

清晨高血压也叫晨峰现象，指的是早上清晨醒后1h内至服药前、早餐前的血压（家庭自测或诊室），或动态血压记录的起床后2h或6时至10时的血压。目前对清晨高血压的认识有狭义和广义之分。在高血压病的诊断、治疗中，反映血压的控制指标有多个，包括血压水平的高低、血压变异性等。在反映血压变异性指标中，清晨血压的临床应用价值较高，所以，清晨血压也是评价各类降压药效果的重要指标。以往很少进行家庭自测血压及24小时动态血压，清晨血压容易忽视，如果白天或诊室血压正常，家庭血压测量或动态血压监测的清晨血压≥135/85mmHg和（或）诊室血压≥140/90mmHg，可以诊断为清晨高血压。

清晨高血压与心脑血管事件、心血管死亡、甚至全因死亡及靶器官损害明显相关，还与心率变异性有关，尤其对合并心脏病、糖尿病、肾病的患者影响更大。控制清晨血压对脑卒中、冠心病预防及减少靶器官损害极为重要。

一般情况是觉醒时的收缩压和舒张压比睡眠时增加10%～20%。清晨血压升高的确切机制不清楚，主要与唤醒效应、年龄、高钠饮食、吸烟、饮酒、糖尿病、空腹血糖异常、代谢综合征和失眠、精神焦虑有关。对于高血压患者而言，多数与血压管理、降压药的选择有关。对于清晨高血压的患者，建议采用半衰期长的降压药如氨氯地平、左旋氨氯地平，培多普利、群多普利、雷米普利、赖诺普利，替米沙坦、奥美沙坦、厄贝沙坦等，尽量避免使用半衰期短的降压药（常用降压药的半衰期见"不同降压药的有效降压时间有差别吗"），或睡前服1种降压药。

45 确诊高血压时应注意哪些问题？

由于血压有波动性，应至少3次在非同日且为静息状态下测得血压升高时，方可诊断为高血压，而血压值应以连续测量2次的平均值计，两次读数误差大于6mmHg时应测量3次，取平均值。须注意情绪激动、体力活动、疼痛、发热、药物等引起的一过性的血压升高。被测者如果在手臂过粗，其周径大于35cm，以及明显动脉粥样硬化者袖带法（水银柱式或电子血压计）时测得的血压可高于实际血压。近年来，白大衣性高血压引起人们的注意，由于环境刺激在诊所测得的血压值高于正常，一般情况下诊室血压较自测血压高5～10mmHg，而实际并无高血压。白大衣性高血压的发生率各家报道不一，为30%左右。有条件尽量做24小时动态血压监测，此项检测不仅能观察昼夜血压的变化，还可对高血压的类型做出判断，约80%高血压患者的动态血压曲线呈勺形，即血压昼高夜低，夜间血压比昼间血压低 10% ~ 20% 。小部分患者血压昼夜均高，血压曲线呈非杓型变化，此种高血压类型可能对靶器官影响更大。在判断降压药物的作用与疗效时，动态血压较随测血压可提供更全面的信息，可明确清晨高血压。因此在临床上已得到日益广泛的应用。对突然发生明显高血压（尤其是青年人），高血压时伴有心悸、多汗、乏力或其他一些高血压病不常见的症状、上下肢血压明显不一致、腹部和（或）腰部有血管杂音的患者应考虑继发性高血压的可能性，需进一步的检查以供鉴别。

测量血压应在安静情况下进行，一般取坐位，测右上肢血压，必要时应同时测量双上肢及下肢血压。应反复测量数次，直至血压测值相对稳定为准。舒张压应以声音消失为准。若声音持续不消，可采用第 4 音值，并加以注明。有时检查者由于精神紧张或情绪激动，或其他病症所致疼痛等，可能出现暂时性加压反应，血压升高，应连续数日多次测量血压，有 3 次以上血压升高，方可诊断为高血压。

46 确诊高血压时应与哪些疾病相鉴别？

对高血压患者应详细询问病史，全面系统检查，以排除症状性和假性高血压。

（1）肾脏疾病：肾脏疾病引起的高血压称为肾性高血压，是症状性高血压中最常见的一种，其中包括肾实质病变及肾动脉狭窄。

（2）内分泌疾病：①嗜铬细胞瘤；②原发性醛固酮增多症；③皮质醇增多症。

（3）妊娠高血压综合征。

（4）血管病变：主要见于各种原因所致的大血管和肾动脉狭窄等。

（5）颅脑疾病：颅内肿瘤、脑炎、颅脑创伤等引起颅内压增高者，均可引起高血压。

（6）假性高血压：如阵发性高血压、各种原因的疼痛、发热、头晕、哮喘发作、膀胱充盈、颅内压升高、失眠、情绪激动、紧张、焦虑症、抑郁症、颈椎病发作和药物等引起的暂时性血压升高。

47 高血压的危险分层即诊断性评估有哪些?

高血压患者的治疗决策不仅根据其血压水平，还要考虑以下几种情况：①有无其他危险因素；②有无靶器官损害或糖尿病；③有无并存的临床情况，如心、脑、肾脏病变，详见下表，并根据我国高血压人群的危险度分层标准进行危险度分层和确定治疗方案。

高血压的危险性分层评估包括3个方面：①确定血压值及其他心血管危险因素；②高血压的原因（明确有无继发性高血压）；③靶器官损害以及相关的临床情况，详见下表。高血压的危险分层即诊断性评估意义是高血压治疗经济学评价的核心内容，是选择治疗方案和药物的重要依据。

影响高血压患者心血管预后的重要因素

心血管危险因素	靶器官损害	伴临床疾病
· 高血压（1~3级）	· 左心室肥厚	· 脑血管病
· 年龄 >55岁（男性），>65岁（女性）	心电图：Sokolow-Lyon >38mm 或 Cornell >2440mm·ms；超声心动图 LVMI≥125g/m² （男性），≥120g/m²（女性）	脑出血，缺血性脑卒中 短暂性脑缺血发作
· 吸烟		· 心脏疾病
· 糖耐量（餐后2小时血糖 7.8~11.0mmol/L）和（或）空腹血糖受损（6.1~6.9mmol/L）	· 颈动脉超声 IMT≥0.9mm 或动脉粥样斑块	心肌梗死史、心绞痛、冠状动脉血运重建史、慢性心力衰竭
· 血脂异常	· 颈股动脉 PWV≥12m/s	· 肾脏疾病
总胆固醇≥5.7mmol/L（220mg/dL）或	· ABI <0.9	糖尿病肾病，肾功能受损
LDL-C >3.3mmol/L（130mg/dL）或	· eGFR 降低〔eGFR < 60mL/（min·1.73m²）〕或血清肌酐轻度升高：	肌酐≥133μmol/L（1.5mg/dL，男性），≥124μmol/L（1.4mg/dL，女性）
HDL-C <1.0mmol/L（40mg/dL）	115~133μmol/L（1.3~1.5mg/dL 男性）	尿蛋白≥300mg/24h
· 早发心血管疾病家族史〔一级亲属发病年龄 <55（男性），<60岁（女性）〕	107~124μmol/L（1.2~1.4mg/dL 女性）	· 外周血管疾病
· 腹型肥胖〔腰围≥90cm（男性），≥85cm（女性）〕或肥胖（BMI≥28kg/m²）	· 尿微量白蛋白 30~300mg/24h 或白蛋白/肌酐≥30mg/mmol	· 视网膜病变 出血或渗出，视盘水肿
· 血同型半胱氨酸升高（≥10μmol/L）		· 糖尿病
		空腹血糖≥7.0mmol/L（126mg/dL），餐后2h血糖≥11.1mmol/L（200mg/dL），糖化血红蛋白≥6.5%

LDL-C：低密度脂蛋白胆固醇；HDL-C：高密度脂蛋白胆固醇；BMI：体重指数；LVMI：左心室质量指数；IMT：内膜中层厚度；ABI：踝臂血压指数；PWV：脉搏波传导速度；eGFR：估算的肾小球滤过率

48 怎样按危险性分层量化地估计高血压患者的预后?

按高血压危险性分层,主要根据血压升高程度和其他危险因素存在的情况量化地判断患者的预后,详见下表。

高血压患者心血管风险水平分层

其他危险因素及病史	高血压		
	1 级	2 级	3 级
无	低危	中危	高危
1~2 个其他危险因素	中危	中危	很高危
≥3 个其他危险因素或靶器官损害	高危	高危	很高危
临床并发症或合并糖尿病	很高危	很高危	很高危

1 级高血压:收缩压 140~159mmHg 和(或)舒张压 90~99mmHg;2 级高血压:收缩压 160~179mmHg 和舒张压 100~109mmHg;3 级高血压:收缩压 ≥180mmHg 和(或)舒张压 ≥110mmHg

49 高血压诊断和评估的依据是什么?

高血压的诊断及危险性评估是选择治疗方案的依据,根据患者的病史、家族史、体格检查及实验室检查对高血压患者做出诊断和危险性评估:

(1)家族史和临床病史:重点了解高血压、糖尿病、血脂紊乱、冠心病、脑卒中、肾脏病、心律失常及心力衰竭的病史,可能存在的继发性高血压、危险因素、靶器官损伤的症状和既往药物治疗。

(2)体格检查:正确测量双上肢血压(必要时测下肢血压)、体重指数(BMI)、腰围(WC);检查眼底;观察有无库欣面容

（特殊面容，表现为面颊处肥胖的特征）、神经纤维瘤性皮肤斑、甲状腺功能亢进性突眼征、下肢水肿；听诊颈动脉、胸主动脉、腹部动脉及股动脉有无血管性杂音；甲状腺触诊；全面的心、肺检查；检查腹部有无肾脏肿大、腹部肿块；检查四肢动脉搏动；检查神经系统等。

（3）实验室检查：常规检查有血生化（血钾、血钠、空腹血糖、血清总胆固醇、甘油三酯、高密度脂蛋白胆固醇、低密度脂蛋白胆固醇、尿酸和肌酐），血红蛋白和血细胞比容，尿液分析、尿蛋白、尿糖和尿沉渣镜检，心电图，糖尿病和慢性肾病脏患者应每年至少查2~3次尿蛋白。

必要时进一步检查的项目：24小时动态血压监测、超声心动图、颈动脉和股动脉超声、餐后血糖或糖耐量试验（当空腹血糖≥6.1mmol/L或110mg/dL时测量）、C反应蛋白（高敏感性）、微量白蛋白尿（糖尿病患者必查项目）、尿蛋白定量（纤维素试纸检查为阳性者检查此项目）和胸片。

可疑及继发性高血压者，根据需要分别进行以下检查：血浆肾素活性，血、尿醛固酮，血、尿儿茶酚胺，大动脉造影，肾、肾上腺和肾动脉超声，CT或MRI（磁共振成像）。

50 怎样诊断儿童高血压？

儿童高血压的诊断主要根据症状、体征和辅助检查。首先要确定是否有高血压，然后再鉴别原发性还是继发性高血压。

轻度血压增高患儿常无明显自觉症状，多在体格检查时发现或因其他疾病就诊时发现。

血压明显增高可有头痛、头晕、恶心、呕吐、易激惹、出汗、颜面潮红、乏力和嗜睡等；严重高血压时可出现惊厥、昏迷、视力障碍等高血压脑病症状。血压持续升高，出现心、脑、肾等器官的损害和功能障碍。

某些继发性高血压：有原发病的相关症状，如嗜铬细胞瘤可有多汗、心悸、心动过速、体重减轻等症状，血中儿茶酚胺增多；皮质醇增多症可有软弱、肥胖、体型变化、多毛、瘀斑等；原发性醛固酮增多症则有周期性乏力、手足搐搦、多尿、烦渴等；肾上腺性征异常综合征的临床特点为男性化与高血压并存等。

体征：必须测量安静状态下的 3 次不同时间、不同情况下的血压，均增高且超过正常年龄儿童第 95 分位数者为高血压，在第 90~95 分位数者为正常血压偏高。

测量四肢血压并触颈动脉及四肢脉搏，如主动脉缩窄患儿上肢血压高于下肢血压 20mmHg 以上，严重者股动脉及足背动脉搏动消失或下肢血压测不到。同时必须注意腹、腰及颈部大血管有无杂音，并注意检查眼底。

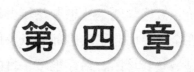

第四章

抗高血压药物治疗的经济学概念

价-效学是一整套诊断、治疗策略,其目的是用较低的费用达到理想的治疗效果。

许多患者误认为新药一定比老药好,贵药就一定比廉价的药好,从而加重了高血压患者的经济负担,导致了看病贵、看病难,也导致患者的治疗率降低、依从性差,结果导致高投入低效益。

国内目前上市的抗高血压药物有上百种,同一个品种又有众多的厂家,价格相差悬殊,疗效不能与价格成正比。

从一般的物价规律来说,价格贵的物品应当好于廉价物品,但药物这种特殊的商品并非如此。

高收入人群常常容易被一般的物价观念所误导,喜欢去选择最新、最贵的药物,结果常常是"有钱反被有钱误"。

降压药物的效果和安全性,决不能从价格上论优劣。

我国正在进行仿制药的一次性评价,应该能对我国药品的质量和价格控制起到积极作用。

51 什么是价-效医学?

通俗地说，价-效医学就是让患者花较少钱的同时而得到最好的治疗，这已在全世界引起了政府部门以及医务人员的广泛重视。价-效医学是一整套诊断、治疗策略，目的是用较低的费用达到理想的治疗效果。价-效医学还充分尊重患者和家属对健康的权利和投资愿望，提倡对不同人群的需求，采用不同的诊疗策略。尤其针对中国目前看病难、看病贵、药价虚高、过度医疗的现状，重视价-效医学的研究和应用尤为重要。仿制药的一致性评价也与价-效医学有密切关系，使不同厂家的药品等值等价。药物经济学评价是其重要的分支，临床路径、单病种收费都属于价-效医学的范畴。

价-效医学的理论、临床实践及必要的科学研究，目前在我国正在受到重视和广泛开展。结合最近基本医疗保险制度的实施和我国医疗费用的紧张，药品价格虚高不下，多数人承受不起过重的医疗费用，价-效医学更显得迫切。今天的医生不仅应是"患者的治疗者"，还应该是"患者的会计师"。临床医生不但要考虑药物的治疗效果和安全性，同时还要考虑药物的经济效益。国外有研究建议根据患者的主诉设立特殊的诊疗指南，既控制选择治疗方案，又避免降低医疗质量，指导医生实行价-效医学。根据我们的国情，也许更需要制定这样的治疗指南。

每当一个大规模临床研究结果的公布，往往可以证实某药对某一疾病确有疗效而且是安全的，可以作为临床治疗的选药依据，甚至写入指南，而研究结果的讨论，又常常忽视或有意回避新药的成本/效益关系。根据他们所制订的方案只能说是有效、安全，却不一定是廉价的。这一治疗方案或药物就被添加到"标准的治疗策略"中，较前相比，患者就要相应花费更多的钱。而现如今，医生们都是按照这样的"标准治疗策略"来进行临床实践的，并不考虑患者的花费。

如 INSIGHT 试验（拜新同抗高血压干预试验），证明了廉价的利尿剂与比它贵近百倍的长效钙通道阻滞剂（CCB）同样有效，该试验证明了长效 CCB 的安全性和有效性，可作为一线降压药的有力证据，但却没有讨论成本/效益关系。根据该试验结果制订的方案只能说是有效，却不廉价。这一治疗方案或药物就被添加到《高血压治疗指南》中。因此，有人质疑目前的循证医学和指南有被药商所绑架的嫌疑，从而引发一些社会问题。

在临床工作中，我们常常会碰到在同类药品中有国产、中外合资及进口品种，其之间在质量上可能存在一些这样或那样的小差异，但总的疗效相差不大，然而在价格上却差别很大。

价 – 效医学不但要对药品，还要对不同的治疗方法、防治策略进行成本/效益研究，从而探讨最经济、有效的诊疗措施。

52 什么是药物经济学？

药物经济学是药物学与经济学相结合的一门边缘学科。它是将经济学的原理和方法应用于评价药物的治疗过程，研究如何合理选择治疗方案和利用药物，使治疗高效、安全、经济、合理，不降低医疗质量，不降低治疗效果，同时又不浪费医疗资源，使其对有限的药物资源发挥最大的效益。

药物经济学是人类为应对医药资源配置问题而发展起来的新兴交叉学科。药物经济学应用经济学的理论基础，系统、科学地比较分析医药技术的经济成本和综合收益，进而形成决策所需的优选方案，旨在提高医药资源使用的总体效率。

药物经济学还是一门比较科学，它常常同时比较几种同类药物或治疗方案的效果和成本，研究最佳的治疗药物或治疗方案。

高血压的最佳治疗药物或方案，就是通过大量的大规模临床研究结果而得出的，如 INSIGHT（拜新同抗高血压干预试验）、NOR-DIL 试验（北欧地尔硫卓研究）同时比较了两种药物，ALLHAT（抗高血压和降脂治疗预防心血管事件研究）、STOP–2 试验（第 2 次瑞典老年高血压试验）比较了 4 种（或组）药物的效果，它们都是药物经济学研究的范例。

医药技术是人类维护健康的重要手段。研究表明，伴随着经济发展和收入水平的不断提高，人们消费结构中用于医疗服务的支出增长速度最快。而且，中国的药品费用占卫生总费用的比重远高于其他国家和地区的平均水平。可以预期，中国未来的医药卫生必将成为社会资源配置的主导项目，因此，如何科学评估并有效配置医药资源将是中国实践科学发展观的重大议题。因此，中国药学会联合中国科学技术协会和中国医师协会等相关机构，与国内外相关领域专家共同协作，在借鉴国际指南优点的基础上，结合中国药物经济学学术发展的现状，历时近 3 年时间制定了《中国药物经济学评价指南（2011 版）》。中国的药物经济学研究开展较晚，到目前为止还没有系统性地应用于中国医药卫生的决策过程。

高血压是一种治疗率低，发病率高，致残、致死率高的慢性疾病，需长期治疗，由于抗高血压药物种类繁多，价格悬殊，而疗效并不与价格成正比，安全性和不良反应也并不与价格成反比。2003 年世界卫生组织/国际高血压联盟关于高血压防治意见，美国预防、检测、评估与治疗高血压全国联合委员会第七次报告（《JNC–7》）和 2003 年《欧洲高血压指南》均强调了药物经济学思想，从药物经济学的角度关注降压治疗的实施。

什么是成本－效益分析?

随着医疗市场放开以及市场经济的不断完善,提高医院的综合竞争能力势在必行,这就迫使医疗行业进行成本核算,促进医疗行业控制和节约成本,提高医疗的综合竞争能力,因此就催生医疗的成本－效益分析。

成本－效益分析是比较治疗方案所消耗的卫生资源(成本)价值和由方案产生的结果(效益)价值进行比较的一种方法。例如,采用某项方案治疗高血压患者,经过降低血压,减少了高血压患者的并发症,挽救了患者的生命,改善了生命的质量或降低了发病率,那么由此带来生存者的劳动收入,以及节约卫生资源的费用就是效益,而采用某项方案的医疗费就是成本。成本－效益分析比较方案时,要求各种成本和效益用同一货币单位(元)来表示。通常采用3种结果指标和方法进行评价:

(1)净效益法:从总效益中减去总成本即为净效益;(2)费效比法:即比较效益和成本的比值;(3)投资回报率法。

成本－效益分析方法的优点在于其应用范围广泛,适用于单个或多个治疗方案的评估。如采用不同的药物或方案治疗两组临床情况相同的患者,如果效果相同,则表示成本低的药物或方案优于成本高的药物或方案。因此,成本－效益分析在宏观分析和决策时较为常用。成本－效益分析方法的缺点在于方案的效果需用货币单位来测量,当效果很难换算成货币金额或不适宜用货币金额来表示时,就难于使用这种分析方法。

什么是最小成本分析?

所谓最小成本分析法是指对预防、诊治或干预的收益或结果相同的两个或两个以上的备选方案的成本进行比较，进而选择成本最小的方案的一种分析方法。最小成本法实质上是在备选方案的收益或结果相同（即效益、效果、效用相同）的情况下，仅分析和比较各个治疗方案的成本差异，成本最小的方案认为是最理想的方案。

最小成本分析并不是单纯的成本分析，与简单的成本分析不同，简单的成本分析只是简单地计算治疗方案的成本，而不考虑每一个治疗方案的结果，而最小成本分析认为参与的比较组是等效的，是以结果相同作为前提。最小成本分析以货币单位（元）来计量，可以说是成本－效益分析或成本－效果分析的特例，其使研究问题简单化。如采用不同的药物或方案治疗两组临床情况相同的高血压患者，如果效果相同，则表示成本低的药物或方案优于成本高的药物或方案，这是高血压药物治疗成本－效益最常用的方法。

高血压治疗的经济学分析就可以采用最小成本分析法，例如，我们通过该分析法，对照比较了外资与国产卡托普利治疗高血压的效果，结果降压效果相同的情况下。尽管它们存在量的差异，国产与合资相比，用量比为 1∶2.8，费用比为 1∶17.5，但量的差异远不如价格上的差异，所以，对于治疗高血压的效果，国产卡托普利比合资卡托普利具有更好的经济学效益。

许多高血压治疗的临床试验均采用随机双盲法，并要求达目标血压，所以，每组的临床基线情况、血压下降程度基本相同或相近，如果终点事件的减少相同或相近时，其药物直接成本最低的组，既为最好的。如 ALLHAT（抗高血压和降脂治疗预防心血管事件研究）、ANBP－2（第 2 次澳大利亚国家血压研究）、STOP－2（第 2 次瑞典老年高血压试验）和 INSIGHT 试验（拜新同抗高血压干预试验）就是这样，采用最小成本分析法，足以证明最廉价的利尿剂是最具有成本/效益比、最优秀的降压药，并被国际上许多高血压治疗指南所采用，并推荐为一线治疗药物。

55 什么是成本－效果分析？

成本－效果可定义为是一种评价选择性利用资金获得经济效率的方法。它涉及 3 个重要的问题：①什么是经济效率？②它是与一般的健康调查有关系吗？还是与特定的药物产品评定有关系呢？③它是从伦理学上来考虑医疗实践的经济效率呢？还是在不顾成本的情况下，由临床医生提供高额的诊疗方案呢？这就需要有一种客观的评价方法。

成本－效果分析是以特定的临床治疗目的（生理参数、功能状态、增寿年等）为衡量指标，计算不同方案或疗法的每单位治疗效果用的成本。结果不用货币单位来表示，通常用临床治疗指标，如减低血压值，减少发生心肌梗死的次数，挽救的生命年数等来表示。该方法还存在诸多不规范和不完善之处，受到其效果指标的限制，无法进行不同临床效果之间的比较，但由于其方法简单易懂，结果直观明了，易为临床医务人员和公众所接受，因而应用较为广泛，其结果评价方法主要有两种（也有把额外成本与额外效果和增量成本与增量效果分开的），其研究方法如下：

（1）平均成本效果比法，即每产生一个效果所需的成本（如每延续生命一年所花费的货币数）。这是成本－效果分析中的一个具有重要参考价值的非经济指标，它具体地将成本和效果联系起来，采用单位效果所花费的成本或每一货币单位（每花费一元钱）所产生的效果来表示（如每延续生命一年所花费的货币数，每花费一元钱所获得的血压毫米汞柱下降数）。治疗高血压的经济学评价中，成本－效果分析是最常用的方法，其特点是成本用货币单位，效果用临床单位或生物学单位。成本/效果比值表示每获得一个生命年所需支付的净成本。显然，这个比值越小越好。

多数情况下，通过决策分析，成本效果比的确能真实地反映成本与效果的关系，反映出成本效果最佳的治疗方案是否是每单位疗效花费成本最少或每单位成本取得的疗效最好，最简单的就是计算并比较其成本效果比。如单位成本的效果越大方案越好，或单位效果的成本越小方案越好。

（2）增量/额外成本与增量/额外效果比值法，是指当一种治疗手段与其他可替代的治疗手段相比较时，采用不同治疗手段时治疗成本的变化与效果变化的比值。增量成本或额外效果分析即在某种治疗方案的基础上加上另一种治疗方案所增加的成本和产生的额外效果进行的成本效果分析。例如比较两种药物单独治疗与合用药物治疗时就需要应用增量成本或额外效果分析。如大剂量血管紧张素转化酶抑制剂（ACEI）与常规剂量的 ACEI＋小剂量利尿剂相比，大剂量长效钙通道阻滞剂（CCB）与常规剂量的CCB＋β受体阻滞剂，后者具有更好的临床效果、更低的药品成本，所以，具有更好的经济学效益。

56 什么是成本–效用分析？

目前，国际药物经济学领域最重要的研究方法是成本–效用分析。成本–效用分析是一种表示人的生命质量状况的指标。因为测量结果的指标常采用生命质量效用的测量结果，即质量调整生命年（QALY）。对于疾病状况下的生命质量，通过效用测量或生命质量权数的调整，可转化为相当于完全健康人的生命质量年数。由于疾病或意外伤害引起生命质量年的损失，而通过医学治疗可减小或避免这种损失，因此采用 QALY 对于衡量医学干预的效果是有意义的。采用 QALY 指标，一方面可将难以用货币来衡量的隐性指标如机体疼痛、精神创伤等生命质量的内容量化。另一方面也使不相关的方案具有可比性，如抗高血压治疗方案和糖尿病治疗方案的比较。

成本－效用分析合并了药物治疗或非药物治疗获得的健康效果中的数量和质量，并利用结果量度获得 QALY，成为药物经济学分析中把生命数量和质量的结果加以综合研究的最常用方法。因此，成本效用分析有许多优于成本－效益或成本－效用分析方法的理论和方法，同时也有很多的相似之处：

例如，成本－效用分析和成本－效果分析两者均用货币单位衡量成本，并且测量结果也都相似，即采用健康指标作为最终结果的衡量参数。所不同的是成本－效果分析中的效果为一种生物指标，而成本－效用分析是生命质量状况的指标，是建立在更合适患者的心愿或提高生活质量的基础上。可见，成本－效用分析是成本－效果分析的一种特殊类型，或者是其更高的发展阶段，然而成本－效用分析真正的难点在于生命质量的效用测量，因此在实际应用上有其局限性。

抗高血压药物治疗的经济学评价不仅涉及药物的价格，还包括患者的危险水平、降压效果和对临床终点事件的影响，以及治疗的依从性、安全性和患者的价值，所以，除了药物的直接成本外还要重视整体成本。

总之，药物经济学制定药物治疗高血压的积极效果是控制血压、预防或延缓并发症的产生，改善生活质量。成本－效益分析证明，当药物的疗效与安全性相同时，应确定其中成本最低的治疗方案。

57 什么是"纯"效益?

纯效益是指只考虑治疗的效果，不考虑治疗的药物成本，它不同于净效益，净效益＝效益（元）－成本（元），这在其他经济学分析中，很少提到这种概念。例如在 ALLHAT 试验（抗高血压和降脂治疗预防心血管事件研究）中，氯噻酮、氨氯地平、赖诺普利三组间，主要终点和次要终点的总死亡尽管有微小差别，没有显著性差异，但其成本有显著性差异，如按最小成本分析、成本－效益分析或成本－效果分析，氯噻酮成本最低，是最理想的选择，但是对于高收入或愿意健康高投入的人来说，一天几分钱和几元钱的成本差别没有意义，只要效果增加1%，哪怕成本增加十倍乃至几十倍也在所不惜。所以，他们只考虑效果，不计较成本，宁可选择贵的氨氯地平和赖诺普利，而不选择氯噻酮。但也并非贵的就一定更好，该试验中的多沙唑嗪，虽然是最贵的，也是效果最差的。如在 INSIGHT 试验（拜新同抗高血压干预试验）中，长效钙通道阻滞剂拜新同（硝苯地平控释片）和复方利尿剂（复方阿米洛利），对心脑血管病事件的发生率减少都是50%，这就是纯效益（不考虑成本），如考虑成本的话，廉价的复方利尿剂明显优于拜新同（硝苯地平控释片）。

58 仿制药与原创药有什么区别？

所谓仿制药，顾名思义仿制他人研究、生产的药物。仿制药的商品名、作用、效力、适应证、安全性与原药（即原创药，指经过药学、药理学、毒理学以及临床研究数据证实其安全有效并首次被批准上市的药品）相同。由于仿制药厂的资质、技术水平、生产条件不一样，仿制药与原药虽然分子结构相同，但是，其他成分的添加不同，所以生产出来的产品在溶出度、生物利用度有差别，影响了药品的生物等效性，所以在效力、安全性有一定的差异。我国仿制药占国内医药市场97%的份额，但大都没有经过临床试验，加上以前药品管理混乱，缺乏相关政策出台，导致一批质量低下、重复率高的仿制药在医药市场流通。随着我国出台仿制药一致性评价政策的出台，很多质量低劣的仿制药将被市场淘汰。

生物等效性评价即仿制药一致性评价，是仿制药重要的一项质量标准，是反映仿制制剂与原药生物等效程度的质量控制研究项目，其以生物利用度研究为基础，通过间接预测药物制剂的临床治疗效果。因此，相对于临床试验而言，生物等效性研究在有效验证药物的安全有效性的同时，缩短了仿制药研究周期，大大节约了临床资源和临床经费。理论上仿制药与原研药应具有"同质性"方可上市，同质性包括：①"药学等效"，两药具有相同的生物活性成分、剂型、给药途径和规格，并通过有效的质量控制措施保证两药具有相同的品质；②"生物等效"，两药在体内具有相同的代谢、作用过程和相同的临床效果，并且不能产生新的不良反应，以保证仿制药的质量和临床的"可替代性"。

59 影响高血压治疗的经济学因素有哪些？

影响高血压治疗的经济学因素包括：①患者的危险水平（越是高危患者，从降压治疗中受益越多）；②年龄（中年患者的成本/效益比值较老年患者高，预防1例中年患者的非致命性事件或死亡所需治疗的人数，大约是老年人的3～4倍）；③药物的临床疗效（血压控制水平，也包括对临床终点事件的影响）；④治疗的依从性和安全性。有人对几类一线药物治疗单纯高血压的成本进行了回顾性调查，其中初始治疗费用占20.8%（替换药物又占其中的65.1%），维持治疗及随访费用占48.1%，药物中断及不良反应处理占31.1%。⑤地区差异，例如中国人群对钙通道阻滞剂更敏感，中国是脑卒中高发，西方则为冠心病高发。⑥其他还有种族差异、个体差异和经济状况的差异等。

2004年颁布的《中国居民营养与健康状况调查》结果表明：2002年我国高血压的知晓率为30.2%、治疗率为24.7%、控制率为6.1%。国外有关研究资料表明，造成高血压治疗率低的因素包括患者年龄（中青年患者不易坚持服药）、需要长期应用的非降压药物、既往有无因心血管疾病住院以及初始降压药物的选择，其中最重要的是初始降压药物的选择，而这一因素又与所选药物的依从性、药物价格和药物选择是否恰当有关。

作为发展中国家，药物价格的因素更不容忽视。然而，抗高血压药物的费用仅仅为高血压治疗成本的一部分，还包括对不良反应的处理及非药物费用，降低高危人群的并发症以及随访与监测费用。

60 如何评价治疗高危高血压的经济学?

对于轻中度高血压患者，降压是最重要的，关于高血压高危人群的处理，不但要考虑暂时的降压效果及成本效益比，还要考虑减少后期并发症所带来效益。

HOT（高血压最佳治疗试验）研究的结果表明，将糖尿病患者的舒张压降至80mmHg以下较降至90mmHg以下可进一步降低心血管事件至51%；而UKPDS（英国前瞻糖尿病研究）则发现在改善糖尿病预后方面，严格控制血压比强化降糖治疗更重要。严格控制血压需要更多的药物联合。HOT亚组（DBP<80mmHg）平均用药3.2种，UKPDS用药≥3种也占27%。新的指南还强调ACEI、ARB是高血压合并肾损害及糖尿病的强适应证。那么怎样评价这两类较贵的药物及（或）较多药物的合用对于治疗的成本/效益分析比?

世界卫生组织和国际高血压学会（WHO/ISH）新的高血压指南指出："有强制指征的患者服用另外获益的药物，即使较贵，可能价-效比更好。"

Elliott等综合分析了年龄≥60岁的合并糖尿病患者的资料，

对照血压 < 140/90mmHg（JNC-5 目标）与 < 130/85mmHg（JNC-6 目标）进行成本-效果分析。发现更低血压组的抗高血压药物费用虽每年增加 414 美元，但在处理脑卒中、心肌梗死、心力衰竭以及终末期肾病的费用减少，其结果是增加了 0.48 个生命年，而总体费用反而减少 1450 美元。

在 UKPDS 试验（英国前瞻性糖尿病研究）中，严格控制血压组的治疗总成本每例虽增加了 740 英镑，但并发症的处理费用却减少了 949 英镑。若分别按每年 6% 和 3% 折扣计算，每例总成本实际上分别节省了 74 英镑和 133 英镑；而获得的生命年分别比一般控制血压组多 0.33 年和 0.50 年。以价格较贵的 ACEI 为基础的治疗，在其他高危人群中也取得了良好的成本-效果比。

在 SOLVD（左心室功能不全研究）亚组中，高血压合并左室收缩功能不全的 1917 例患者接受依那普利平均治疗 3.8 年，结果表明首次因心衰住院次数减少了 37%，因而总体费用平均减少了 1456 美元，并增加了 2.1 个生命年，故具有良好的成本-效果比，再次肯定了 ACEI 应作为这类患者的一线药物。

61 高收入人群也要遵循药物治疗的经济学规律吗？

总成本 = 药物治疗成本 + 间接成本 + 隐性成本，当患者属于高收入时，药物治疗成本所占比例很小，甚至可以忽略不计。所以，对于该类患者，注重的是药物效果、安全性，而不考虑经济效益，不是效益/成本比。但他们常常被一般的物价观念误导，喜欢去选择最新、最贵的药物，结果有钱反被有钱误。例如 ARB 预防冠心病、心力衰竭不如 β 受体阻滞剂和 ACEI，而预防脑卒中和冠心病也不如长效 CCB；唑嗪类 α 受体阻断剂更是价高效低，安全性差。从目前的研究结果看，以脑卒中为主要结局的中国高血压患者，效益高的是长效 CCB（如氨氯地平），而以冠心病为主要结局的西方高血压患者，效益高的可能是 ACEI，其次是长效 CCB。

62 什么是高血压治疗的经济学?

简单地说就是怎样合理或用较少的费用达到高血压治疗的最好效果，主要包括以下 3 个方面：

（1）针对中国高血压的流行病学、转归及临床特点，例如发病特点三低一高、脑卒中高发、盐敏感、血压变异性大等，采取的主要措施为人群策略（即以考虑大多数患者为主），降低治疗成本，提高治疗率；治疗方案大多数以预防脑卒中为主，首选钙通道阻滞剂，少数患者以预防冠心病为主，合理的联合使用廉价的利尿剂及 β 受体阻滞剂，这是最具有经济学效益的措施。

（2）提高健康意识，改变生活方式。近 20 年来，经济迅速发展，生活方式改变，而健康意识跟不上经济的发展，传统的健康意识不适应非传染性慢性病的预防，甚至是有害。例如 50 年前大多数人是劳累过度、营养不良，而现在多数人是运动不足、营养过剩。现在提倡增加运动，戒烟限酒，低盐、低脂饮食等，这些生活方式的改善足于胜过一种降压药的效果。这些措施不但对高血压的防治具有重要的经济效益，对糖尿病、血脂异常、肿瘤等的预防也具有重要的经济学意义。

（3）根据每个患者的临床情况，危险因素的数量、强度，以及对药物的依从性来选择最适合的治疗方案。例如无其他危险因素的单纯性中、低危高血压患者，可选择最廉价的利尿剂、短效钙通道阻滞剂和 β 受体阻滞剂等，而不是根据的经济承受能力选择较贵的药物。

高血压治疗的药物经济学，并不是让低收入人群服用廉价药，高收入人群用贵药。药物经济学的目的是研究药物治疗中成

本与效益的关系，如何使最小的投入达到最大的效益。在同一类
降压药品中，临床疗效也有差别。如常用的抗高血压药有 5 大类，
100 多种，价格上差别很大，药物的功能特点也有一定的差别。
不但各类药物之间有差别，同一类药物还有差别，它们不但在降
压效果上有差别，在减少心脏病或脑卒中方面，不同的药物间有
明显差别，尽管临床总体效果无明显差异，但疗效往往不与价格
成正比。高收入的人可以不计成本选择疗效最好的方案，但绝不
是最贵的药就是最好的药。一般人群主要选择效价比高的治疗
方案。

63 贵药都比廉价的药好吗？

按照一般的经济规律，一分价钱一分货，容易导致认为贵药
比廉价药效果更好、更安全的误区，而药品却不是这样。如目前
上市的抗高血压药物有上百种，但其药价相差悬殊，可达上百
倍。由于每一类药品都有不同特点，总体来说，其效果和安全性
并不是与价格成正比。因为药品的定价主要取决于生产成本，并
非是临床效果和安全性。一种新药出来，价格一般都较高，理论
上也肯定要比同类的传统药要好，但实际上可能事与愿违，而且
每一个新药的前期开发需要大量的投入，这种投入最后都通过价
格表现出来。所以，药品的价格也往往与其价值不相称。一个药
品的药理作用早期就比较清楚，而其不良反应，则需要较长时间
才能确定。如强心药地高辛，临床用了 200 年才获得美国国家药
品食品管理局的批准。如应用了几十年 β 受体阻滞剂认为心力衰
竭是禁忌证，直到近 30 多年才确认 β 受体阻滞剂是治疗慢性心
力衰竭的最佳选择。

例如 α 受体阻滞剂，多沙唑嗪治疗高血压的效果，理论上是
一种很好地降血压药，但在大型临床试验 ALLHAT（抗高血压和

降脂治疗预防心血管事件研究）中，与利尿剂氯噻酮相比，其疗效和安全性均差而被提早终止。当时多沙唑嗪的价格是传统降压药的近百倍，刚刚上市不久就被证明安全性差而被淘汰下市。所以，廉价药未必就比贵的药差，另外两个价格较贵的血管紧张素转化酶抑制剂、长效钙通道阻滞剂与廉价的利尿剂相比，总体疗效也大致相同，关键在于合理使用。

早期的药理学研究认为血管紧张素受体拮抗剂类药物是目前最理想的降压药，是高血压、糖尿病合并肾脏损害的最好选择，是目前最贵的降压药。经过长期临床研究表明，尽管可明显改善高血压糖尿病者的蛋白尿，但血管紧张素受体拮抗剂的效果不如血管紧张素转化酶抑制剂。

脑细胞营养药胞磷胆碱与脑活素相比，价格相差上百倍，而效果无明显差异，所以脑卒中的相关指南也并没有推荐脑活素。

再加上一些不正常的人为因素，使药物的价格与临床效果和安全性，变得更不确定。例如齐齐哈尔第二制药有限公司（简称"齐二药厂"）的亮菌甲素等，还有医生的专业水平和医德，少数医生也认为在同类药品中，越贵效果越好、副作用越少。

不过我国新的药品定价原则正在酝酿调整，目前进行的仿制药一致性评价就是一种很好的措施。探索将药品临床价值列入定价因素，新药定价侧重于效用评价、成本评价、国际参考、定期审批等，新的定价原则能抑制药品价格虚高现象，使药物的临床价值与价格相符。所以，药物的效果和安全性，决不能从价格上论优劣，只有最好的选择，没有最好的药物，贵药、新药未必就是好药。

64 高血压治疗经济学评价的关键是什么？

抗高血压药物的经济学评价除药物价格外，还包括患者的危险分层、降压疗效和对临床终点事件的影响，以及治疗的依从性和安全性。因此，仅关注药物的价格是不够的，还应重视整体成本和价－效比。对于轻至中度危险的高血压患者，利尿剂和短效钙通道阻滞剂具有较好的价－效比。血管紧张素转化酶抑制剂、血管紧张素受体拮抗剂和长效钙通道阻滞剂应作为高危人群的强适应证，以及为了强化血压的控制而联合用药。虽增加了药物费用，但因减少了并发症的处理费用反而节约了总的成本，还能延长患者的生存时间，实际上具有良好的价－效比。一般而言，费/效益比越小越经济，而不是药费越便宜越好，而对高收入、高消费者而言，效益越高越好，但绝不能说药费越贵越好。

65 流行病学特点对高血压治疗的经济学评价有什么指导意义？

根据中国高血压流行病学的特点，高血压的防治策略也有别于西欧国家。脑卒中与冠心病之比，西欧国家是 3～4∶5～6，中国是 5～7∶1。在高血压的防治策略中，西欧国家主要预防心脏事件（冠心病、心力衰竭），而中国主要是预防脑卒中，前者比后者更需要干预更多的危险因素、更多的资金投入。单纯降压治疗对预防脑卒中效果显著优于冠心病，在中国预防 1 例脑卒中发生只需要治疗 26 例高血压患者，而西方预防 1 例脑卒中发生则要治疗 34 例高血压患者。廉价的降压药如利尿剂和 CCB 特别适用于中国的高血压患者。健康教育是经济有效的方法，可使高血压的发病率降低，知晓率、治疗和控制率提高。积极改变我国目前的三低状况也是一种低投入、高效益的法治策略。

66 怎样看病更安全又省钱?

如何省钱看病也有些技巧,注意以下几个方面的问题:

(1) 通过护士或医院其他人员了解医生的情况,院内人士比较清楚,尤其是医德。绝大多数医院都有医生和专家的情况介绍,不一定是那些职称高、年纪大和患者多的医生就好,而往往是那些勤奋好学、刻苦钻研、脚踏实地、有事业心和同情心的才是真正的好医生。

(2) 熟悉医院情况,因为各医院的科室设置、医生组成、仪器设备均各有侧重,要先了解医院和科室的特色,相关病症最好去找相关医院和相关的医生或专家,不要盲目找大医院和名专家。例如起病 1~2 天的普通感冒、腹泻等也去看名专家,实在没有必要,还浪费医疗资源。适合自己病情的一般医生的水平要好过不是本专业的名专家。小病或和病程短看普通医生,大病或疑难、重症或慢性病(如糖尿病、高血压和心脏病等)看专家,也未必每次都要看专家。

(3) 就诊前须准备好各种检查诊断资料,包括从初诊起的全部病历,以及各种检查报告。这样看一次门诊,就基本上可以做到初步明确诊断,提出治疗方案。尤其是慢性病患者,不要随便丢失病历、检查结果,老病历上记载着既往病史和一些重要的检测结果,这些资料都是医生诊治的重要参考资料,这样可以避免不必要的重复检查,会减少很多看病的开支。

(4) 专家门诊的挂号费都比较贵,为了尽量节省费用,最好要带着问题去,需要抓住疾病的关键,叙述病情和治疗经过要简短、清晰,回答专家的提问要直接、详尽,甚至可以大胆提出对本病的疑问,以引起专家的注意并得到详尽答复。尽管挂号费贵点,有时可以少走弯路,省去不必要的检查、治疗和药费。假如你经济条件并不十分宽裕，你不妨直接把这些想法告诉医生，这样医生就可以从专业的角度为你计划，让你在最合理的价位上得到最有效的治疗。现在提倡既要做"患者的治疗者"，又要做"患者的会计师"。仅仅因为省钱而误诊、滥治，更加得不偿失。

（5）别把新药、贵药当好药。一个好药的标准：一是必须疗效确切；二是对人体的毒副作用小，安全性好；三是相对价格低廉且使用方便。新研制出的药物可能对某些疾病有良好的疗效，但新药毕竟应用时间较短，一些不良反应往往尚不清楚。药品定价主要决定于成本，而不是药品的效果和安全性。已有不少的新药几年后发现其毒副作用超过治疗效果或超过廉价的老药，而被淘汰，所以新药未必是好药，但往往是贵药。

（6）不要随便说要做什么检查或做全身检查，或者说要用好药，因为你这样说就会误导医生多做检查和用贵药，除非你对自己的病情有所了解或有相当的专业知识，否则尽量让医生考虑和决定做什么检查、用什么药，必要时可以反问医生，我为什么要做这些检查、用这些药。

67 怎样做个聪明的患者？

怎样叫作聪明的患者，也就是说，既要治疗好疾病，又不要多花钱，不要延误病程。不少的患者出于无知或急于求成，结果花钱又误事，这主要是指一些疑难、复杂和慢性病，主要有以下几种方法：

（1）提高自己的健康知识水平，可以上网查询相关的疾病知识，但千万不能相信一家之言，特别是那种带有广告性质推荐某种治疗方法或特效药物的，要慎重。阅读相关的健康科普书籍，但是有些书籍的科学性比较强，而有些书缺乏科学性，知识及理论明显落后。例如一些高血压书的诊断标准还是 10 年前的，治疗方案也是陈旧的，了解这些知识后，千万不要自己马上应用，而是带着这些知识和问题再请教相关的专科医生。

（2）尊重科学，不要道听途说。有些患者听医生说，需要长期药物治疗，便失去信心，希望找到能短期根治的秘方和偏方，放弃医院的正规治疗，结果花费了不少的冤枉钱，还耽误了病程的早期治疗，甚至造成严重的后果。例如"神医"张某主张不吃药治疗高血压、糖尿病，结果自己50岁就因为脑卒中住院。

（3）当医生提出某些检查或治疗方案时，不妨反问医生，这些检查有什么意义，有必要做吗？这些治疗方案的效果怎样，有科学根据吗？例如有些医生鼓励老年人或存在一些心脑血管病的人，每年打几次所谓疏通血管的药，每次1~2周。这些药物每日花费几十元甚至上百元，这种治疗方法既缺乏科学依据又浪费钱，如果真有必要还不如选择阿司匹林，既廉价又有肯定的效果，又有充分的科学证据。

（4）不要盲目相信保健品的功效，最好的保健就是健康和科学的生活方式，而不是药物，更不是那些保健品。

（5）治疗效果或症状的改善未必越快越好，应该由医生根据病情决定，盲目地铤而走险，则易速而不达。例如高血压的治疗，除某些特殊情况外，一般在2~8周使血压逐步平稳降到目标值既可，血压降太快可能引发脑卒中等不良事件。

68 怎样对待药物的不良反应和安全性？

药物不良反应是指在使用正常剂量的药物用于防治疾病过程中，出现了与用药目的无关的反应。药物不良反应包括副作用、毒性反应、过敏反应、特异质反应和致畸作用。据国外报道，住院患者的药物不良反应约为10%~20%，住院患者因药物不良反应死亡者为0.24%~2.9%，因药物不良反应而住院的患者占

0.3% ~ 5.0%。

目前还缺乏对医疗风险、患者安全性的有效报告、监测、评价系统。减少医疗风险、控制药物不良反应的有效办法就是避免不必要的有创检查，严格掌握用药指征，反对滥用药（包括各种保健品、中药或中成药）、滥检查现象。滥用药、滥检查不仅是一种资源浪费，更重要的是增加不必要的医疗风险。这几年国家陆续出台了各种滥用药的政策。但是，近几年各种养生保健泛滥成灾，亦导致了许多不必要心身伤害。

第五章

高血压的循证治疗及经济学评价

　　循证医学就是遵循证据进行一切医疗卫生实践和决策的科学。

　　我国高血压病患者的转归约有75%是脑卒中，79.8%的脑卒中与高血压有关，36%的冠心病与高血压有关。近年来随着高血压诊断率、治疗率、控制率的提高，脑卒中的发生率虽然略有下降，但冠心病的发病率继续升高，但是目前我国高血压人群防治的重点还是预防脑卒中。

　　中国多数人无法承担过重的医疗费用，尤其是农村。而高血压又是一种治疗率低，发病率、致残率、致死率高的慢性病，需要长期治疗，提高人群高血压的知晓率、治疗率是有效控制高血压的重要措施。

　　循证医学根据大规模、随机临床试验的结果，运用经济学评价方案，为高血压患者选择最佳的治疗方案，并结合我国高血压病流行病学特点，为高血压人群防治提供科学依据。

69 什么是循证医学？对高血压治疗经济学评价有什么意义？

循证医学（EBM）就是遵循证据进行一切医疗卫生实践和决策的科学，是一场将知识转化为医疗卫生服务质量和效率的革命。循证医学的创始人之一 David Sackett 教授将循证医学定义为"慎重、准确和明智地应用现有的最佳研究依据，同时结合临床医生的个人专业技能和多年临床经验，考虑患者的权利、价值和期望，将三者完美地结合以制定出患者的治疗措施。"循证医学的核心思想是，在临床医疗实践中，对患者的医疗决策都应尽量以客观的科学研究结果为证据。高血压治疗的效果，难以从少数的临床观察中作出判断，也不能简单以血压下降的幅度和速度得出结论。例如心痛定（硝苯地平）降压起效快、降压幅度和速度都好，又经济，似乎为最好的降压药，其实不然，它的使用受到许多限制，如脑卒中急性期、急性冠脉综合征和心力衰竭等均禁用心痛定，尤其是舌下含服，可能会引发心肌梗死、心力衰竭加重脑缺血。只有循证医学才能提供最佳的证据，例如 α 受体阻滞剂似乎是个很好降压药，但在 ALLHAT（抗高血压和降脂治疗预防心脏事件试验）试验中显示其安全性和临床效果均差，而被提前终止；ARB 从药理上来看似乎是目前最理想的降压药，但越来越多的临床试验证明其效果不如 ACEI，尽管其对肾脏的保护、降低蛋白尿似乎也是最好的，但最终也未能降低终末期肾病的发生率和死亡率。所以，只有循证医学提供的最佳研究成果，才是制定各种高血压治疗的最有力证据，也是制定各种高血压指南的重要依据。

当然，循证医学与其他任何理论体系一样，本身还存在诸多缺陷或不足。

70 中国高血压的流行病学特点与高血压的循证治疗有什么关系?

高血压的患病率和发病率在不同地区、不同人群和不同职业之间存在差异,并随年龄的增加而升高。我国自 20 世纪 50 年代以来进行了几次(1959 年、1979 年、1991 年、2002 年)较大规模的成人高血压普查,高血压患病率分别为 5.11%、7.73%、11.88%、18.8%。高血压患病率总体上呈明显上升趋势,并以每年 300 万左右的速度递增,至 2010 年我国部分城市成人高血压患病率高达 33.5%,估计全国患者数已达 2.9 亿,远超过 2002 年患者数(1.6 亿)。与 2002 年相比,患病率上升 81%,患者数增加 1.3 亿。高血压致残率高:目前我国有脑卒中患者估测 1300 万人,尽管近年来冠心病发病呈快速增长趋势,但我国高血压患者最主要的心血管事件仍是脑卒中,而不是心肌梗死,这与西方国家不同。研究显示,中国男性脑卒中发病率是英国人和威尔士人的 4 倍,是美国人的 5 倍。相反中国男性冠心病发病率却明显低于英国和美国。中国高血压患者降压治疗的主要获益来自脑卒中的降低。2016 年全球疾病负担(GBD)数据显示,脑卒中是造成我国寿命年损失(YLL)的第一位病因。《2018 年中国卫生健康统计提要》数据显示,2017 年脑血管病占我国居民疾病死亡比例在农村人群为 23.18%、城市人群为 20.52%,这意味着每 5 位死亡者中就至少有 1 位死于脑卒中。2016 年我国缺血性脑卒中患病率为 1762.77/10 万、出血性脑卒中患病率为 406.16/10 万。根据"脑卒中高危人群筛查和干预项目"数据,40 岁及以上人群的脑卒中标化患病率由 2012 年的 1.89% 上升至 2016 年的 2.19%,由此推算我国 40 岁及以上人群脑卒中现患人数达 1242 万。我国缺血性心脏病患病率 1998 年、2013 年依次为 2.0‰、10.2‰,15

年间增加了 5 倍。高血压是脑卒中和缺血性心脏病的最主要元凶。我国医疗经费仍然困难，多数人承担不了过重的医疗费用，尤其是农村约 70% 的人看不起病，而高血压又是一种治疗率低，发病率、致残率、致死率高的慢性疾病，需要长期治疗。提高人群治疗率是有效控制高血压的重要措施。由于抗高血压药物种类繁多，价格悬殊，而疗效是否与价格成正比？安全性和不良反应又是否与价格成反比？作者认真阅读和综合分析了两个以上活性药物的对照、大规模、随机临床试验的结果，并进行经济学评价，探讨各类抗高血压药物的特点、高血压治疗的效果、安全性与药物费用的关系，结合我国高血压的特点，选择最佳的治疗方案，而不是最贵药物，为我国高血压的人群防治提供科学依据。

71 中国四大抗高血压临床试验汇总分析的意义是什么？

根据我国已完成的 4 个随访至少 2 年以上的抗高血压临床试验：脑卒中后抗高血压治疗研究（PATS），中国老年单纯收缩期高血压临床试验（Syst – China），上海老年高血压硝苯地平治疗研究（STONE），成都硝苯地平干预试验（CNIT）。入选对象均为轻度高血压（DBP：90 ~ 105mmHg），患者总数为 10 457 例，平均随访 3.7 年（随访时间为 2.5 ~ 5.2 年）。结果：平均收缩压（SBP）下降 9mmHg，平均舒张压（DBP）下降 4mmHg。抗高血压治疗可明显减少 36% 脑卒中事件的发生（95% CI 为 25% ~ 46%），其中死脑卒中（209 例）和非致死性脑卒中（304 例）；心血管死亡和总死亡减少 22% 和 20%（$P < 0.05$），总的心血管事件减少 33%（$P < 0.001$）。冠心病事件下降不明显，这是由于我国冠心病发病明显低于西方发达国家，而且其中 3 项试验都使用的短效该拮抗剂也有影响。

本研究结果表明抗高血压治疗可显著减少心血管死亡和总死亡。由于中国脑卒中的发病率是冠心病发病率的 5～7 倍，因此，若脑卒中发病率降低一半，即使冠心病事件减少不多，也将会对减少心血管死亡及总死亡产生显著的影响。心血管死亡（或总死亡）减少的多少不仅取决于脑卒中减少的比例，还取决于脑卒中死亡率的高低。

轻、中度高血压占高血压总数 80% 左右，从公共卫生学角度，积极防治轻、中度高血压是十分重要的，因为其可造成与高血压有关的严重的非致死性心血管事件。我们分析认为通过廉价利尿剂或短效钙通道阻滞剂治疗，可将收缩压降低 9mmHg，舒张压降低 4mmHg，脑卒中减少约 36%。

72 什么是 STOP–2 试验？

STOP–2（第 2 次瑞典老年高血压患者试验）试验是一项随机、多中心、大样本（入选 6614 例）的高血压临床试验，随访 5 年，其目的是对比新、旧 8 种降压药对老年（70～84 岁）高血压患者［收缩压 ≥180mmHg 和（或）舒张压 ≥105mmHg］降低各种心脑血管疾病（脑卒中、心肌梗死、其他心血管疾病）死亡率和发病率的影响。具体分为传统降压药（氢氯噻嗪 25mg/d + 咪吡嗪 2.5mg/d，阿替洛尔 50mg/d，美托洛尔 100mg/d，吲哚洛尔 5mg/d）和较新的降压药血管紧张素转换酶抑制剂（ACEI）（依那普利 10mg/d，赖诺普利 10mg/d）、长效钙通道阻滞剂（非洛地平 2.5mg/d，伊拉地平 25mg/d）。结果归纳如下：

①各组间降压效果无差异（最大脉压相差 = 0.7mmHg），但46% 的患者需要两种以上药物联合应用。②观察的主要指标（致死性脑卒中、心肌梗死及其他致死性心血管疾病）的发生率各组无差异（19.8/1000 人年）；关于所有致死和非致死性事件，传统

降压药组（460/2213）略高于新的降压药组（887/4401），但无显著性差异。值得注意的是入选传统降压药组患者原有的脑卒中、心肌梗死、心房纤颤和糖尿病明显多于新降压药组。钙通道阻滞剂出现踝部水肿的为25%，血管紧张素转换酶抑制剂出现咳嗽的有30%。其他不良反应各组间无明显差别。对心力衰竭的患者血管紧张素转换酶抑制剂优于钙通道阻滞剂，预防脑卒中钙通道阻滞剂效果最好。③每日药费：氢氯噻嗪＋咪吡嗪0.1元，阿替洛尔0.1元，美托洛尔1.4元，依那普利4.95元，赖诺普利4.8元，非洛地平4.5元，伊拉地平约2～3元。

STOP－2试验结论：新、旧和贵、廉价降压药物对预防心血管死亡和主要心血管疾病事件的效果相类似，统计学无显著性差异，血压下降本身是预防心血管事件最重要的获益来源。直接药费成本：利尿剂最低，依次为β受体阻滞剂、钙通道阻滞剂、血管紧张素转换酶抑制剂。新、旧药物成本具有显著性差异，最大相差近50倍。

73 STOP－2试验对高血压治疗的经济学评价如何？

该试验入选的新、旧抗高血压药8种，价格悬殊，效果相类似，结果对高血压治疗的经济学评价具有重要意义，主要表现如下几方面：

（1）高血压治疗的关键在于降低血压，受益主要来自血压降低的幅度，这与其他研究的结果一致。由于各组间降压效果无差异，所以，主要终点事件（致死性脑卒中、心肌梗死及其他致死性心血管疾病）的发生率各组间也无差异。

（2）同等降压时不同种类的药物减少总的心血管事件效果相同，但不同种类的药物对不同临床情况的患者，减少不同种类事件的效果有差别，但均与价格无关。例如对于减少心脏事件的效果，血管紧张素转换酶抑制剂＞传统降压药（廉价的利尿剂和β受体阻滞剂）＞钙通道阻滞剂；减少脑卒中的效果则钙通道阻滞剂＞血管紧张素转换酶抑制剂＞传统降压药。

（3）该试验传统降压药（氢氯噻嗪25mg/d＋咪吡嗪2.5mg/d，阿替洛尔50mg/d，倍他乐克100mg/d，吲哚咯尔5mg/d）包括了利尿剂和β受体阻滞剂，未能将二者优、缺点显示出来，甚至相互抵消。例如对脑卒中的效果，利尿剂仅次于钙通道阻滞剂，而β受体阻滞剂的效果最差，但预防心脏事件的效果β受体阻滞剂可能是最好的。

（4）传统降压药价格非常低廉，与新的降压药比相差数倍至数十倍，其不良反应的发生也与价格无关。

74 什么是 ALLHAT 试验？

ALLHAT（抗高血压和降脂治疗预防心脏事件试验）试验是迄今规模最大的高血压临床试验，有623个医疗中心参加，主要在社区医疗机构实施，对照研究了新、旧4种价格悬殊的抗高血压药。尽管该试验设计不十分完美，结果复杂，但对高血压治疗的价－效医学分析具有重要价值，尤其是对高血压人群的防治策略有重大的指导意义。

ALLHAT试验为随机双盲、多中心、大样本（入选42 418例，其中47%的女性和36%的糖尿病患者）的高血压临床试验，平均随访4.9年。目的是对比新、旧4种降压药对老年（平均年龄67岁）并至少有一个其他心血管危险因素的高血压患者减少心肌梗死的效果。随机分为4个药物组；①氯噻酮（12.5～25mg/d）；②氨氯地平（2.5～10mg/d）；③赖诺普利（10～40mg/d）；④多沙唑嗪控释片（1～8mg/d）。必要时增加其他降压药物，使目标血压降至＜140/90mmHg。观察的主要指标是冠心病死亡和非致死性心肌梗死的发生率，次要指标是总死亡率、致死和非致死性脑卒中、冠心病总和以及心血管疾病总和。结果：①多沙唑嗪组由于心血管事件（主要是心力衰竭）多于参比药物氯噻酮而于2000年提前终止（该药已停止生产）。②主要终点冠心病死亡和非致死性心肌梗死的发生率的总和在平均4.9年的随访中各组间无显著性差异（氯噻酮组11.5% *vs.* 氨氯地平组11.3% *vs.* 赖诺普利组11.4%），且不论性别、人种以及是否合并糖尿病均是如此。③价格低廉的氯噻酮在预防冠心病和非致死性心肌梗死方面与氨氯地平和赖诺普利至少同样有效。④4个重要的次要终点（总死亡率、致死和非致死性脑卒中、冠心病总和以及心血管疾病总和）在氯噻酮和氨氯地平组之间无显著性差异；而脑卒中和心血管疾病总和的发生率氯噻酮组则显著低于赖诺普利组；氯噻酮组在预防脑卒中方面略低于氨氯地平组但优于赖诺普利组；心力衰竭的发生率在氯噻酮组低于氨氯地平和赖诺普利组（分别为氯噻酮组7.7%、氨氯地平组10.2%和赖诺普利组8.7%，其中，氨氯地平组与氯噻酮组比较，P 均＜0.001）。⑤高血压治疗的关键在于降低血压达满意控制。⑥将血压降至＜140/90mmHg，63%的患者需要联合两种或两种以上的抗高血压药物。⑦氯噻酮组的血压低于赖诺普利组2～4mmHg；⑧有症状的不良反应氯噻酮282例（15.0%），氨氯地平180例（16.4%），赖诺普利264例（18.1%），氯噻酮组的低血钾、胆固醇和空腹血糖升高的发生率高于另外两组，但并没有增加主要终点和次要终点的发生率。⑨每日药费：氯噻酮0.01～0.02元，赖诺普利4.4～17.6元，氨氯地平3.08～12.3元，控释多沙唑嗪2.5～10元（多沙唑嗪于2000年停用已下市，每日药费高于氨氯地平），氯噻酮与赖诺普利和氨氯地平相比，P 均＜0.001。

ALLHAT试验的结论：新、旧降压药物对预防心血管死亡和主要心血管疾病事件的效果相类似，除脑卒中和心力衰竭有显著性差异外（但与价格无关），其他均无统计学显著性差异；降低血压是预防心血管事件最重要的作用；直接药费成本利尿剂最低，依次氨氯地平，赖诺普利最贵。新、旧降压药相比统计学有非常显著性差异，最大相差数百倍。

75 ALLHAT 试验有什么重要的经济学价值？

如上所述，ALLHAT 试验入选的新、旧抗高血压药 4 种，价格悬殊，效果相类似，结果对高血压治疗的价效 – 医学研究具有重要价值，在国际上引起强烈反响和广泛地讨论，但该试验未设 β 受体阻滞剂组是试验设计的不足之处。ALLHAT 试验的经济学价值归纳以下几个方面：

（1）由于该试验中赖诺普利组血压控制不如其他组，既提示 ACEI 的降压效果不如利尿剂和钙通道阻滞剂，也给 HOPE 试验中（心脏事件预防试验）提出的可能存在降压药物以外的有益作用提出了质疑，同时也给结果的分析带来了一些不确定因素，使赖诺普利组在减少冠心病、其他心血管疾病和心力衰竭方面不如氯噻酮和氨氯地平；在大规模的临床试验中，即使 2～4mmHg 的血压差别对心血管事件，尤其是脑卒中可能带来显著性差异；也提示 ACEI 与 β 受体阻滞剂可能是不恰当的配伍，而与利尿剂和钙通道阻滞剂的配伍更为合理。

（2）由于高血压患者的受益主要来自血压的降低，故高血压治疗的关键在于降低血压，这与 STOP – 2（第 2 次瑞典老年高血压患者试验）、HOT（高血压最佳治疗选择试验）、UKPDS（英国前瞻性糖尿病研究）及汇总分析的结果相一致。

（3）同等降压时不同种类的药物减少总的心血管事件效果相同，但不同种类的药物对不同临床情况的患者，减少不同种类事件的效果有差别，但均与价格无关。一般认为预防心力衰竭的效果，β受体阻滞剂＞ACEI＞利尿剂＞钙通道阻滞剂，但该试验中氯噻酮优于氨氯地平和赖诺普利，这是值得争议的；减少脑卒中的效果为钙通道阻滞剂＞利尿剂＞ACEI。所以选择药物时应重视患者的临床情况而不是药物的价格。

（4）值得注意的是传统降压药价格非常低廉，与新的降压药比相差数倍至数百倍，该试验中有症状的不良反应氯噻酮282例（15.0%），氨氯地平180例（16.4%），赖诺普利264例（18.1%），无症状的副反应（低血钾、胆固醇和空腹血糖升高）氯噻酮多于氨氯地平和赖诺普利，但并没有增加主要终点和次要终点事件的发生率。所以副作用的发生也与价格无关。

临床医生应从ALLHAT试验的结果中得到启迪，千万不能用一般的物价观念误导患者，认为高价药就有高效果、低副作用，一定要结合患者的临床情况、经济承受能力、个人愿望合理用药。降压达标是提高治疗率是关键，不管是经济发达的美国还是经济不发达的中国，无论是从医学还是经济学方面。廉价而又能有效平稳控制血压的药物均可为首选。所以廉价的降压药似乎更适合中国的高血压人群，尤其是中低危人群和新发现的高血压患者，具有更好的效价比。这与我国大样本随机临床试验的结果也相符。

76 INSIGHT 试验及其经济学评价如何？

INSIGHT试验（拜新同抗高血压干预研究）是比较长效钙通道阻滞剂（拜新同）和复方利尿剂（氢氯噻嗪＋咪吡嗪）治疗伴有心血管疾病高危因素的高血压患者，对心脑血管病发病率和死亡率的影响。INSIGHT试验为多中心、前瞻性、随机双盲临床试验，入选6327例，平均随访4年。INSIGHT试验表现为两组间血压下降无差异（173 ± 14/99 ± 8mmHg 下降至 138 ± 12/82 ± 7mmHg），同等降压时两组总死亡率（4.8% *vs.* 4.8%）、主要终点事件发生率（6.3% *vs.* 5.8%）拜新同大于利尿剂，所有终点事件发生率无显著性差异（12.1% *vs.* 12.5%，$P = 0.34$），脑卒中的发生率拜新同低于利尿剂（2.1% *vs.* 2.3%）。不同种类的药物减少总的心血管事件效果无明显差别，但不同种类的药物，减少不同类型事件的效果有差别，这与价格无关，如对减少心脏事件的效果，利尿剂 > 钙通道阻滞剂；减少脑卒中的效果钙通道阻滞剂 > 利尿剂。

如上所述，INSIGHT 试验两组间血压下降无差异，同等降压时两组减少总的心血管事件效果无明显差别，但不同种类的药物，减少不同种类事件的效果有差别，而因不良反应退出试验者拜新同却多于复方利尿剂。该临床试验只是证明了拜新同安全有效，未能证明优于利尿剂，但两组每日药费（拜新同每片 5.18元却多于复方利尿剂每片 0.1 元左右）相差数十倍，不良反应也并没有因价格昂贵而减少。

77 Cappp 试验及其经济学评价如何？

Cappp 试验（卡托普利预防试验）是分别采用血管紧张素转化酶抑制剂卡托普利与传统药物（利尿剂或 β 受体阻滞剂）治疗舒张压 ≥ 100mmHg、年龄 25 ~ 66 岁的高血压患者，对心血管疾病患病率和死亡率的差异比较的多中心、前瞻性、随机、开放性临床试验研究，共入选 10 985 例，随访 6.1 年。试验结果主要终点事件卡托普利与传统药物（利尿剂或 β 受体阻滞剂）（363 例 *vs.* 335 例），前者明显多于后者；心血管死亡卡托普利与传统药物（利尿剂或 β 受体阻滞剂）（76 例 *vs.* 95 例），后者明显多于前者；致死和非致死性心肌梗死（162 例 *vs.* 161 例），二者无差别；

所有致死和非致死性危险（189 例 *vs.* 148 例），前者明显多于后者。

该试验总的心血管事件也相似，但糖尿病的发生率卡托普利较利尿剂或 β 受体阻滞剂组低，该试验中利尿剂或 β 受体阻滞剂为一个治疗组，未能显示卡托普利、利尿剂和 β 受体阻滞剂三者的特点。在其他试验中显示，对脑卒中利尿剂优于卡托普利和 β 受体阻滞剂，对心脏事件 β 受体阻滞剂优于卡托普利和利尿剂。该试验未能证明卡托普利优于传统降压药，但是两组每日药费相差数十倍，所以，不管是"纯"效益还是效益/成本比，传统降压药物（利尿剂或 β 受体阻滞剂）均明显优于卡托普利。该试验未能显示血管紧张素转换酶抑制剂存在降压以外的心血管保护作用或者有其他更多的优势，故卡托普利在预防高血压患者心血管疾病发病率和死亡率方面并未显示出更大的益处。

78 Nordil 试验及其经济学评价如何？

Nordil（北欧地尔硫卓研究）试验于 1992 年设计，当时世界上多种高血压治疗指南均推荐利尿剂/β 受体阻滞剂作为高血压治疗的一线药物，钙通道阻滞剂尤其非二氢吡啶类地尔硫卓作为一种新的抗高血压药物有待于进行大规模试验来评价其疗效。故 Nordil 试验为一项首次通过已经肯定的常规抗高血压疗法（利尿剂/β 受体阻滞剂）对照的随机、前瞻性大规模临床试验。Nordil 试验目的在于通过与能显著降低高血压患者的脑卒中、冠心病及心血管死亡率的利尿剂/β 受体阻滞剂为基础的常规疗法相比较，评价以地尔硫卓为基础的治疗对轻、中度高血压病患者的心血管死亡及发病率的预防作用。Nordil 试验共入选 10 880 例，随访 5 年。试验的结果：两组降压效果大致相同（地尔硫卓组的收缩压较利尿剂或 β 受体阻滞剂高 3mmHg），两组药物减少总的心血管事件效果无明显差别，但减少脑卒中和新生糖尿病方面地尔硫卓明显优于传统降压药（利尿剂和 β 受体阻滞剂），而在关于心脏事件传统降压药（利尿剂和 β 受体阻滞剂）优于地尔硫卓。

Nordil 试验中两组降压效果相差 3mmHg，而两组药物减少总的心血管事件效果无明显差别，推测如果两组血压下降幅度相同，减少总的心血管事件效果地尔硫卓可能优于传统降压药（利尿剂和 β 受体阻滞剂）。但不同种类的药物，减少不同种类事件的效果有差别，但与价格无关，如对减少心脏事件的效果，利尿剂或 β 受体阻滞剂 > 钙通道阻滞剂（房颤除外）；减少脑卒中的效果钙通道阻滞剂（地尔硫卓） > 利尿剂或 β 受体阻滞剂（差异达 20%，$P = 0.04$）。所以，该药特别适用于以脑卒中为主要结局的中国高血压人群，该试验中两组每日药费相差数十倍。

Nordil 试验结果显示，以地尔硫卓为基础治疗轻、中度高血压病，比利尿剂/β 受体阻滞剂为基础的常规疗法的所有脑卒中发生率显著减少 20%。这对于像中国、日本等脑卒中高发国家的高血压治疗具有更为重要的临床意义，其可以使更多的高血压病患者生命获救、预后改善，减少、减轻致残以及提高生活质量。以前的大规模临床试验业已证实，以利尿剂或 β 受体阻滞剂为基础的常规抗高血压疗法可明显减少心脑血管病死亡和发病事件。Nordil 试验不但疗效与此相同，而且副作用也较少、较轻。这对于地尔硫卓广泛用于包括糖尿病、心绞痛等心脑血管疾病高危因素患者的抗高血压防治具有新的指导意义，且两组每日药费相差数十倍。

79 什么是 ANBP - 2 试验？

ANBP - 2（第 2 次澳大利亚国家血压研究）是观察 ACEI 依那普利和利尿剂（氢氯噻嗪），减少所有心血管事件（CV）和所有原因死亡的效果的临床试验，共入选澳大利亚 2681 个基层诊所的 6083 例 65 ~ 84 岁的患者，诊断标准为新近高血压（收缩压 >160mmHg/舒张压 >90mmHg）或以前曾接受过抗高血压治疗，近 6 个月没有发生心血管事件的患者。这些基层医生常规治疗患者，研究设计是将患者随机分入血管紧张素转换酶抑制剂（ACEI）组或利尿剂组。ACEI 组：1 级高血压给予 ACEI（依那普利）；2 级高血压给予 β 受体阻滞剂或钙离子拮抗剂或 α 肾上腺素能受体拮抗剂；3 级高血压给予 2 级中未使用过的两种药物中的一种或氢氯噻嗪；4 级高血压给予在 2 级或 3 级中未使用过的药物；氢氯噻嗪组：1 级高血压给予氢氯噻嗪；2 级高血压给予 β 受体阻滞剂或钙离子拮抗剂或 α - 肾上腺素能受体拮抗剂；3 级和 4 级高血压同 ACE 抑制剂组。两组加钙离子拮抗剂 23% ~ 25%，加 β 受体阻滞剂 11% ~ 13%，以达到目标血压 < 140/90mmHg，两组糖尿病发病率分别为 8% 和 7%，两组临床基本情况大致相同，平均随访 4.1 年。

试验结果表明，大多数患者接受联合治疗 5 年时，两组血压下降幅度相同，均减少 26/12mmHg。由于入选 ACEI 组的收缩压低于利尿剂组 1mmHg，所以试验结束时，利尿剂组的血压高于 ACEI 组 1mmHg。ACEI 组对所有主要心血管事件（CV）或总死亡较利尿剂组减少 11%。治疗 32 例患者 5 年可望预防 1 例 CV 或死亡，治疗 23 例男子 5 年可望预防 1 例 CV 或死亡，男性治疗效益更明显。ACEI 组与利尿剂组比较，非致死性心肌梗死减少 32%，非致死性心血管事件减少 14%，心力衰竭下降 15%，但致死性脑卒中在 ACEI 治疗组相对较高，尽管 ACEI 组的血压更低 1mmHg，但减少脑卒中总数仍未超越利尿剂组。观察者认为可能存在降压引起的心血管保护作用。

80 ANBP－2 试验提出的降压以外的心血管保护作用有无质疑？

参加 ANBP－2 试验的 Beilin 严肃地指出：ANBP－2 试验患者血压控制常仍不足；ACEI、血管紧张素受体拮抗剂（ARB）在一级、二级预防中均起重要作用 ANBP－2 试验与 ALLHAT 试验（抗高血压和降脂治疗预防心脏事件试验）的结果不同，问题在于"治疗的场所不同"，此外 ANBP－2 试验患者年龄较大。

由于 ANBP－2 试验是非盲法的研究，不是严格地随机分组，而是可能时将之随机分组，样本数较小，所以，ANBP－2 试验结果的证据强度不如 ALLHAT 试验。两项试验中均显示一个共同的特点，即哪一组血压较低，则哪一组的主要终点事件更少，无论是 ACEI、CCB 还是传统利尿剂均是如此。但是，不同种类的降压药物存在不同的特点，这一特点在 ANBP－2 试验中同样存在，并没有被较小的血压差异所掩盖。由于 ACEI 组的收缩压较利尿剂组更低 1mmHg，按汇总分析计算降低 1mmHg 收缩压可减少心血管事件 3％～5％，则两组的主要心血管事件没有差异，而减少脑卒中效果的差异将变得更有显著性。

有人认为 ALLHAT 试验中的 ACEI 加 β 受体阻滞剂是一种不合理地配伍，同样的道理，ANBP－2 试验中的利尿剂加钙离子拮抗剂，也是一种不合理地配伍。

CAMELOT 试验（氨氯地平和依那普利减少血栓发生比较研究），对入选的 1991 例，舒张压 <100mmHg 的冠心病患者，采用氨氯地平（20mg/d）与依那普利（20mg/d），结果两组血压下降幅度相同，氨氯地平下降 4.8/2.5mmHg，依那普利下降 4.9/2.4mmHg，氨氯地平与依那普利相比心血管的发生率更低，但差别不显著（$P = 0.10$）。该试验不但说明 CCB 不增加心血管

事件，反而优于 ACEI，再一次否定了 ACEI 的具有更多地心血管保护作用。

不同种类的降压药对不同的人群有一定的差别，如 HOT（高血压最佳治疗选择）与 HOT－CHINA（中国高血压理想治疗）试验就有显著差别，显示 CCB 对中国高血压人群的依从性更好，至于 ACEI 对中国人群的效果，还缺乏资料。

ANBP－2 试验支持抗高血压药物存在非降压作用证据的力度不强或不充分，而支持高血压治疗的益处主要来自降压本身，并取决于降压幅度。有关 ACEI 加利尿剂的方案，在脑卒中二级预防的 Progess（国际降压治疗预防卒中再发研究）和 Pats 试验（中国脑血管病后抗高血压治疗研究）显示，ACEI 加利尿剂的方案非常显著地优于单用 ACEI 或利尿剂，所以，ACEI 加利尿剂如同 β 受体阻滞剂加钙离子拮抗剂，都是最佳的配伍方案。

81 什么是 HOT－CHINA 试验？

HOT－CHINA 试验即中国高血压最佳治疗选择试验，其目的是观察 HOT（高血压最佳治疗选择）研究治疗方案在中国高血压病患者中的可行性和临床效果，建立起以长效钙通道阻滞剂为主体的适合中国降压治疗的新模式。从 2001 年 4 月至 2002 年 2 月在我国 148 个城市，对 5 万多例高血压病患者进行 HOT 研究，进行短期（10 周）临床观察。

试验结果：

（1）降压达标率，采用 HOT 研究方案治疗后，收缩压、舒张压在 10 周内呈现逐步下降，收缩压平均降低 31.2mmHg（18.9%），舒张压平均降低 17.4mmHg（17.7%）；心率略有减慢，平均减慢至 56/min。

降压达标率从治疗第 2 周起逐步上升，第 10 周时降压达标率在意向治疗（ITT）人群与完成方案（PP）人群分别为79.2%与87.0%。各年龄组的降压达标率随年龄增长有下降趋势，但仍达75%以上。

（2）各治疗步骤血压达标率的比例：第10周时第1步（小剂量非洛地平缓释片5mg，每日1次）占42.7%；第2步（小剂量非洛地平缓释片5mg，每日1次）联合β受体阻滞剂美托洛尔25mg，每日2次，或者联合低剂量ACEI占38.7%；前两步的血压达标率为81.4%；第3步占12.5%；第4步占3.3%；第5步占2.8%；表明81.4%患者只需采用小剂量非洛地平缓释片或联合小剂量β受体阻滞剂美托洛尔即可。

（3）不良反应和治疗依从性，治疗过程中未发现任何严重不良反应事件。自发报告的不良反应的发生率也较低，在第10周时累计不良反应发生率为9.7%，最多见的是踝部水肿。治疗前、后实验室检查结果显示空腹和餐后2h血糖、血总胆固醇、血甘油三酯、血高密度脂蛋白总胆固醇、血肌酐水平均有显著改善。

（4）CCB在降低脑卒中方面的效果最佳，长效CCB不但不会增加心血管事件，对心脏的保护作用优于ACEI和ARB，只是预防心力衰竭的作用较差。

（5）CCB在抑制颈动脉内膜的效果优于利尿剂和ACEI等降压药，所以，不但对脑卒中的一级预防效果最佳，也可能对脑卒中的二级预防是最佳的选择。

（6）该试验特别适合中国人，由于中国高血压的转归主要是脑卒中（77%）。高血压是脑卒中最强烈的危险因素，只有36%的冠心病与高血压有关，脑卒中的发病率是冠心病的5倍，仅降压治疗就能显著降低脑卒中发病率。

82 HOT – CHINA 试验对中国高血压治疗有什么重大意义?

HOT – CHINA 试验结果显示,采用 HOT 研究治疗方案,不良反应发生率较低。随访第 10 周时累计不良反应发生率为 9.7%,明显低于 HOT 研究中随访 3 个月时的不良反应发生率(16.9%)。INSIGHT 试验(拜新同抗高血压治疗试验)中因不良反应退出试验者就达 23%,ALLHAT 试验中氨氯地平的不良反应发生率占 16.4% 和 STOP – 2 试验不良反应发生率(超过 30%)等,显示中国人群对钙通道阻滞剂有较好的耐受性和依从性。HOT – CHINA 试验在完成 10 周随访的患者中,95.6% 按照治疗方案服药。上述结果证明 HOT 研究治疗方案(主要是钙通道阻滞剂)对我国高血压病患者有较高的血压控制达标率和良好的安全性、依从性,适合于中国的高血压患者。

中国人群对钙通道阻滞剂的降压效果显示良好,在 HOT-CHINA 试验中低剂量钙通道阻滞剂的血压达标率明显低于该试验的血压达标率。INSIGHT 试验尽管单药血压达标为 73%,但钙通道阻滞剂的用量明显较大,拜新同的平均用量为 63mg。所以,INSIGHT 试验的不良反应发生率也较高,因不良反应退出试验者就达 23%,一般不主张单药大剂量使用。HOT-CHINA 试验小剂量的钙通道阻滞剂就能达到 INSIGHT 试验大剂量的效果。

除几个小样本的有关钙通道阻滞剂的试验,几乎所有的大规模临床试验均显示,钙通道阻滞剂在预防脑卒中方面效果最佳,中国高血压患者的转归主要(77%)是脑卒中。

尽管钙通道阻滞剂风波已经过去十多年,不少的人对钙通道阻滞剂的使用仍然有顾虑,正确认识和理解钙通道阻滞剂的临床试验,对正确和合理使用钙通道阻滞剂具有重要意义。钙通道阻滞剂风波提出的钙通道阻滞剂对心脏存在不利的影响，主要是指短效钙通道阻滞剂。长效钙通道阻滞剂对心脏没有明显的不利影响，而且有试验证明长效钙通道阻滞剂对心脏的保护作用（尤其是冠心病）优于血管紧张素受体拮抗剂（如 VALUE 试验，即缬沙坦抗高血压长期治疗评估试验）和血管紧张素转化酶抑制剂（CAMELOT 试验，即氨氯地平和依那普利预防血栓事件的研究），现在不必担心长效钙通道阻滞剂对心脏会产生不利的影响。而且长效钙通道阻滞剂更有利于血压的平稳控制，减少每日服药次数，有利于提高患者依从性。

由于钙通道阻滞剂对预防心力衰竭的效果较差，但 β 受体阻滞剂在预防心力衰竭的效果最佳，钙通道阻滞剂与 β 受体阻滞剂联合，不但在药理学上是最佳的联合，在临床作用方面也显示为最佳的联合，钙通道阻滞剂增加的心率可被 β 受体阻滞剂所拮抗，二者可以相互弥补。在不增加单药剂量的基础上，联合用药，可以更好地控制血压，加强对靶器官的保护作用。

具体患者选择何种治疗方案，主要取决于患者的临床情况、是否能长期有效控制血压和长期依从治疗。本研究报道的这项降压达标率观察，进一步证实了钙通道阻滞剂对中国高血压人群有更多的优势。影响血压控制达标的环节很多，也较复杂，除了与知晓率、治疗率以及生活行为改善等因素有关外，还与健康教育、药费成本有明显的关系。降低药费成本可提高治疗率，目前已有许多国产的长效 CCB，它们是否能够达到合资厂或进口长效 CCB 的效果，还缺乏大规模的临床对照研究，仍需要进一步的临床观察。

总之，钙通道阻滞剂预防脑卒中效果最佳，特别适合于中国的高血压患者，HOT－CHINA 试验结果值得在中国推广应用。

83 血管紧张素受体拮抗剂（ARB）类药物是最理想的降压药吗？

许多人认为 ARB 类药物是目前最理想的降压药，因为 ARB 类药物存在降压以外的心血管系统的保护作用，而且不良反应少，只要经济条件允许就应该首选。针对上述观点，本文对有关 ARB 的试验进行分析。

（1）LIFE、VALUE 及 SCOPE 研究的设计及方法：

LIFE 试验（氯沙坦高血压患者生存研究）是由 7 个国家或地区的 945 个初级医疗机构参加，共入选 9193 例经心电图确诊的左室肥厚（LVH），年龄在 55～80 岁的高血压患者参加的一项随机、双盲药物对照临床试验，分别接受每日一次的以血管紧张素Ⅱ受体拮抗剂氯沙坦（科素亚）组（4605 例）或阿替洛尔组（4588 例）为基础的抗高血压治疗，持续至少 4 年，平均随访4.8 年。比较两组在减少原发性高血压和心电图显示左心肥厚患者心血管事件死亡率、心肌梗死和脑卒中方面的疗效，同时也报道了收缩期高血压患者和糖尿病患者的亚组分析结果。这两组中如果没有达到目标血压（140/90mmHg），则加用氢氯噻嗪（12.5～25mg/d）。该试验直至 1040 例患者出现首要心血管事件（死亡、心肌梗死或脑卒中）。

VALUE 试验（缬沙坦抗高血压长期应用评价试验）由 31 个国家参加，是一项随机、双盲药物对照试验，共入选 15 245 例，年龄≥50 岁，曾接受过或未接受过降压治疗的高危高血压患者［冠心病 46%、外周动脉疾病 14%、脑卒中或一过性脑缺血（TIA）20%、左室肥厚（LVH）伴心肌劳损 6%］参与随机分组，分为缬沙坦或氨氯地平为基础的治疗组。治疗时间受事件驱动，试验持续到至少 1450 例患者发生主要终点事件，定义为心脏死亡率和发病率的复合，起始剂量缬沙坦 80mmg/d，氨氯地平5mmg/d，血压控制目标为 140/90mmHg，平均随访 4.2 年。

SCOPE 研究（老年高血压认知功能试验）用来评价血管紧张素 Ⅱ 受体拮抗剂坎地沙坦是否能减少轻－中度原发性高血压老年患者心血管事件的发生和改善认知能力。研究开始将坎地沙坦与安慰剂比较，后来将坎地沙坦加传统药物治疗和单一传统保健比较。研究纳入 4937 例 70～89 岁患者，随机分为坎地沙坦组（2477 例）或安慰剂组（2460 例），平均随访 3.7 年。患者的基础血压为收缩压160～179mmHg 或舒张压 90～99mmHg。

（2）结果：

在 LIFE 研究中，两组均有血压下降（收缩压/舒张压）。氯沙坦组血压分别下降 30.2/16.6mmHg，而阿替洛尔组分别下降29.1/16.8mmHg，氯沙坦组较阿替洛尔组的收缩压下降多1.1mmHg。49%的氯沙坦组患者和46%的阿替洛尔组患者达到收缩压≤140mmHg。26%的氯沙坦组患者和22%的阿替洛尔组患者需要加用氢氯噻嗪或其他降压药物（阿替洛尔常规用药是每日 2次，试验规定每日 1 次，也对阿替洛尔组不利）。

LIFE 研究显示，发生首要综合终点的病例，氯沙坦组为 508例（每年 23.8/1000），阿替洛尔组为 588 例（每年 27.9/1000）。在氯沙坦组和阿替洛尔组中，分别有 204 例患者与 234 例患者由于心血管疾病而死亡，232 例与 309 例患者发生致死或非致死性脑卒中，心肌梗死（致死及非致死性）发生率分别为 198 例与188 例。新发糖尿病氯沙坦组有 241 例（6%），而阿替洛尔组为319 例（8%）。心电图显示氯沙坦组患者左心肥厚改善要比阿替洛尔组明显。氯沙坦组因药物不良反应导致治疗中断的发生率比阿替洛尔组低。结论：氯沙坦与阿替洛尔在降低血压幅度相似的情况下，前者能够更好地预防心血管发病率与死亡率，并且耐受性更好。由此推论，氯沙坦存在降压以外的作用，能使患者获益更多。

VALUE 试验显示两组药物治疗均能显著降低高危高血压患者的血压，但是以氨氯地平为基础的治疗方案效果更明显，特别在试验早期（治疗 1 个月后氨氯地平组比缬沙坦组血压低4.0/2.1mmHg，1 年后差值为 1.5/1.3mmHg）。达到目标血压的比例氨氯地平组 62%，缬沙坦组 58%。缬沙坦组 810 例患者（10.6%，每年 25.5/1000），氨氯地平组 789 例患者（10.4%，每年 24.7/1000），发生主要终点事件。脑卒中的发病率氨氯地平明显低于缬沙坦，心肌梗死的发病率氨氯地平出人意料也低于缬沙坦，只有新发糖尿病缬沙坦明显低于氨氯地平，在其他主要心血管事件中两种药物没有显著性差异。

解释：两治疗组心脏疾病主要预后无显著差别。降压幅度的不等同可能是两组特殊预后不同的原因。试验结果强调在心血管高危高血压患者及早降压的重要性。

SCOPE 研究显示，坎地沙坦组血压分别降低 21.7/10.8mmHg，对照组为 18.5/9.2mmHg。在试验终点，对坎地沙坦组和对照组血压下降的平均差异进行调整，结果更有利于坎地沙坦组，血压下降 3.2mmHg/1.6mmHg，整个研究过程两组间差异更大。84%的安慰剂组患者和 75% 的坎地沙坦组患者除了接受试验观察的治疗外，还接受了传统抗高血压治疗。SCOPE 研究最终显示，坎地沙坦同安慰剂治疗相比，对主要终点心血管死亡率、非致死性心肌梗死和非致死性卒中的减少并没有特别益处（危险降低10.9%）。尽管坎地沙坦明显降低非致死性卒中的发生率（同安慰剂比降低 27.8%），但所有卒中危险下降的差异无明显意义（23.6%）。而且，两组间认知功能也无差异。与 LIFE 研究一样，对照组新发糖尿病病例数要比血管紧张素受体拮抗剂（ARB）组多，但在本试验中，该差异无明显意义。

随后公布的 3 个有关 ACEI 与 ARB 对照的临床试验结果，显示前者也优于后者。2013 年公布的多个高血压指南均认为 ARB 主要用于对 ACEI 不能耐受或者糖尿病肾病的患者。

84　有关 ARB 的 3 个临床研究结果说明了什么?

有关 ARB 的 3 个临床研究包括 LIFE（氯沙坦高血压患者生存研究）、SCOPE（老年高血压认知功能试验）和 VALUE 试验（缬沙坦抗高血压长期应用评价试验），这些试验均有一个共同的特点，就是哪一组血压较低，则哪一组的效果就较好，类似 ALL-HAT 试验（抗高血压和降脂治疗预防心脏事件试验）的结果。降低血压是预防心脑血管事件最重要的作用，特别是对脑卒中，且与降压药种类无关的观点也被 INSIGHT（拜新同抗高血压治疗试验）、STOP‐2 试验证实，它们发现由于各组间降压效果无差异，所以，各组主要终点事件的发生率也无差异。此外，UKPDS（英国糖尿病前瞻研究）、HOT（高血压最佳选择研究）也均显示，高血压治疗的关键在于降低血压。LIFE 和 VALUE 试验的目的相同，试验结果中两组血压均相差 1.1～1.5mmHg，而 LIFE 试验却认为氯沙坦存在降压以外的获益，能使患者获益更多，而 VALUE 试验却认为，降压幅度的不等同可能是两组特殊预后不同的原因，强调在心血管高危高血压患者及早降压的重要性。所以，上述试验的结果不足说明 ARB 类药物存在降压以外的心血管保护作用。结合两个试验的解释，则是在有意地夸大氯（缬）沙坦的效果。

尽管 β 受体阻滞剂和利尿剂对糖、脂代谢有一定的影响，可能会增加心肌梗死发生的危险。但在随访 4 年以上、含有 β 受体阻滞剂或（和）利尿剂的 INSIGHT、NORDIL（北欧地尔硫卓研究）、STOP‐2（第 2 次瑞典老年高血压试验）、ALLHAT（抗高血压和降脂治疗预防心脏事件试验）、CAPP（卡托普利预防计划试验）中，并没有提到 β 受体阻滞剂或（和）利尿剂组的事件发生率会随着时间的延长而增加，特别是廉价利尿剂药物的短期治疗是否会导致以后治疗的费用增加。目前已有足够的证据，说明利尿剂是最具有经济学效益的降压药，多个高血压指南均推荐其为一线降压药，尤其是《欧洲高血压指南》、美国《JNC－8》均认为利尿剂与其他4类降压药均可首选，无先后顺序。

ARB类药物尽管可作为高血压患者治疗的一线药物，安全有效，糖尿病发生少，耐受性好，但不存在或是对高血压患者无明显降压以外的心血管系统的保护作用。由于预防脑卒中效果不如钙通道阻滞剂，对心脏的保护作用也不如某些ACEI，且用量较大，价格昂贵，而且多个高血压指南强调ARB主要用于对ACEI不能耐受或者是糖尿病肾病伴蛋白尿的高血压患者。

上述临床试验均证实：高血压治疗的关键是控制血压，未显示出某种降压药物存在降压以外的效应。正规服药、规律监测、努力使血压控制在目标范围是降压治疗最大的目标。不同的降压药对减少不同心血管事件的效果有一定差别，但其与药物的种类有关，与药物的价格无关。廉价的利尿剂减少心血管事件的效果，并不比新的、贵的降压药（如ARB、ACEI和长效钙通道阻滞剂）差，甚至效果更优。所以在临床工作中要根据患者病情、依从性、有无合并症、经济条件等多方面考虑，选用合理的降压药物，必要时多药联合治疗，达到血压下降的目的，从而获得最大收益。

85 HOT和UKPDS试验对高血压治疗的经济学意义有哪些？

HOT试验（高血压最佳选择研究）是由18 790例高血压患者参加以CCB（非洛地平）为基础的研究（分级加用ACEI、β受体阻滞和利尿剂），用于探索三个不同目标舒张压值的降压效

果（80mmHg、85mmHg 和 90mmHg）。随访结束时（平均 3.8
年），三组患者均达到目标血压，但是其舒张压、收缩压在相邻
组间的差别很小，仅 2mmHg 左右。三组间心血管疾病事件危险
性没有显著差异，而冠心病事件危险性在最低目标血压组也刚刚
达到显著性差异。在糖尿病亚组，所有心血管疾病事件的发生率
有显著性降低，这与下面谈及的 UKPDS 研究相一致，显示较低的
血压水平可以降低主要心血管事件和微血管疾病的危险性。在
HOT 研究中，最低目标血压达到平均血压是 144182mmHg，与另
一组平均目标血压为 154/87mmHg 相比，这 10/5mmHg 的差别可
以减少1/3 的糖尿病死亡，约 1/2 的卒中危险和 1/3 的微血管并
发症。此外，HOT 研究还调查了在设备在压患者中，每日服用阿
司匹林75mg 对于心血管疾病事件的影响，证实冠心病事件危险
性降低1/3，但缺血性卒中或心血管疾病死亡率均无明显不降。
所以，不主张对所有高血压患者都常规使用阿司匹林治疗，应根
据个体情况合理选用。

UKPDS 试验（英国糖尿病前瞻研究）的目的是比较严格控制
血压（<150/85mmHg）与非严格控制血压（<180/105mmHg）
对2 型糖尿病并发症（大血管与微血管）的影响。入选患者 11
480 例，平均随访8.4 年。结果表明严格控制血压，可使糖尿病
的并发症：心绞痛、心肌梗死、心衰降低24%，脑卒中和微血管
并发症降低 44% 和 37%，与糖尿病有关的死亡降低 32%，且与
降压药种类无关。两个试验的结论均认为，高血压治疗的关键在
于降低血压，降低血压是预防心血管事件最重要的作用，特别是
对脑卒中。

上述临床试验均证实：高血压治疗的关键是控制血压，未显
示出某种降压药物存在降压以外的效应。不同的降压药对减少不
同心血管事件的效果有一定差别，但与药物的种类有关，与药物
的价格无关。

86 29 项随机降压试验回顾分析的结果说明了什么？

国际降压治疗协作组报告了较早期的 29 项随机降压试验回顾分析结果。国际上进行的一系列大样本随机对照临床试验，评估了不同降压药对高血压和心脑血管病高危患者脑卒中、心肌梗死等血管事件的影响，为高血压、心脑血管疾病及糖尿病的临床治疗提供了证据。

不同种类降压药血管紧张素转换酶抑制剂（ACEI）、钙通道阻滞剂（CCB）、血管紧张素受体拮抗剂（ARB），与传统降压药（利尿剂或 β 受体阻滞剂）及不同降压目标对重要心血管事件的影响如何，是一个值得关注的问题。该汇总分析结果有助于回答以上问题。

该汇总分析结果共纳入 29 项试验，包括了 162 341 例患者。结果如下：

（1）ACEI 与安慰剂比较，明显减少了脑卒中、冠心病、心力衰竭、重要血管事件、心源性死亡和总死亡危险，分别减少 28%、20%、18%、22%、20% 和 12%。与利尿剂和（或）β 受体阻滞剂比较则轻微增加脑卒中、心力衰竭、重要血管事件、心源性死亡和总死亡危险，轻微减少冠心病事件（均无明显差异）。

（2）CCB 与安慰剂比较，可显著减少脑卒中、冠心病、重要血管事件危险，分别减少 38%、22%、18%；轻微减少心源性死亡和总死亡，但明显增加心力衰竭危险，约增加 21%；CCB 与利尿剂/β 受体阻滞剂比较，轻微降低脑卒中危险（无差异），但明显增加心力衰竭危险 33%，对其余指标无明显影响。

（3）ACEI 与 CCB 比较，ACEI 明显减少心力衰竭的危险（18%），但增加脑卒中危险 12%，对其余指标无明显影响。

（4）ARB 与常规治疗比较，明显减少脑卒中、心力衰竭和重要血管事件危险，分别为21%、16%和10%；但对其余指标无明显影响。

（5）强化与非强化治疗比较，强化治疗明显减少脑卒中危险23%，但对其余指标无明显影响。

结论：29 项随机对照临床试验回顾分析表明，ACEI、CCB、ARB、利尿剂/β 受体阻滞剂治疗高血压、心脑血管病高危者或糖尿病患者均可减少心脑血管事件危险；各种降压药之间的疗效差别甚微，CCB 在减少脑卒中方面优于 ACEI、ARB，与利尿剂/β 受体阻滞剂比较 ACEI 对脑卒中事件作用稍差，CCB 对心力衰竭的作用稍差；血压水平净下降幅度与脑卒中、冠心病及死亡相对危险减少有关，但与心力衰竭似无关；总的认为，降低血压水平是预防心脑血管事件的关键。

第六章

怎样经济合理地治疗高血压

降低血压才是硬道理。

血压越高，患脑卒中、心肌梗死、心力衰竭和肾病的风险越高。

降压治疗能减少40%～50%的脑卒中事件，减少25%～30%的心肌梗死，减少50%的心力衰竭。

理想降压药的标准如下：①能有效控制血压；②不良反应很少；③降压平稳；④能预防和逆转高血压引起的心、脑、肾、血管的病理改变；⑤能减少心血管危险因素；⑥使治疗者有良好的生活质量；⑦服用方便，易为患者接受和坚持；⑧价格适宜，疗效/费用比值高；⑨不影响其他疾病的治疗。

但血压不是降得越快越好，降压治疗宜缓慢进行，不能求之过急。如果超出了调节范围，重要脏器的血供则不能保证。

对于无合并症的轻度高血压患者，非药物治疗既避免了药物的不良作用，也节约医疗费用。

高血压病治疗的用药原则：

（1）降压治疗必须使血压达到目标水平。

（2）从小剂量开始，逐步降压，以最小剂量获得最好的疗效，并使不良反应降至最小。

（3）多种药物联合治疗，优于单药大剂量治疗。

（4）经济条件允许，尽量选择每日一次的长效制剂。

（5）贵药、新药未必高效、安全，关键在于合理选择药物。

87 为什么降压是硬道理?

如今，新型抗高血压药物不断诞生，大规模的临床试验结果不断公布，但迄今为止还没有一项研究足以证实其心血管的保护作用与血压变化无关。2014年《美国成人高血压指南》仅建议将噻嗪类利尿剂、ACEI、ARB以及CCB作为一线降压药物，不再推荐β受体阻滞剂用于高血压患者的初始治疗，并建议，非黑人高血压患者（包括糖尿病患者）可首选噻嗪类利尿剂、ACEI、ARB或CCB治疗，黑人高血压患者（伴或不伴糖尿病）首选噻嗪类利尿剂与CCB治疗，慢性肾病患者（无论是否伴糖尿病）应首选ACEI或ARB治疗。

血压越高，患脑卒中、心肌梗死、心力衰竭和肾病的风险越高。降压治疗能减少脑卒中事件40%～50%，减少心肌梗死16%～20%，减少心力衰竭50%以上。不仅心、脑血管系统可以从血压降低中获益，高血压患者肾功能的改善也同样依赖于血压的下降。近年来强调RAS系统阻滞药（ACEI及ARB）对肾脏保护作用优于其他抗高血压药物的理念，片面强调药物本身的作用。其实在这类试验中，试验组的血压往往略低于对照组，所以仍然离不开降低血压带来的获益。在试验过程中血压下降越低的，蛋白尿减少也总是相对更满意，提示降压在肾脏保护中的重要作用。大量的循证医学证实：血压的降低，即使降低1mmHg，也会对高血压的靶器官损害起到不容忽视的保护作用，从而对试验结果产生显著的影响。因此，血压降低才是衡量抗高血压治疗益处的硬指标。但是，降压治疗也不是越低越好，当血压小于110/70mmHg之后，血压越低，心血管疾病事件逐渐增加，而且还浪费医疗资源。

88 快速达标是否对初始药物治疗的患者有利?

既往观念一般认为对血压控制的速度在 2～3 个月使血压达标即可，但都缺乏循证医学的证据。VALUE 试验（缬沙坦抗高血压长期治疗评估试验）首次提示了对于高危或极高危患者的降压治疗应当快速达标（2～6 周）的观点，但快速达标的策略并未被证明适用于轻、中度高血压及单纯性高血压患者，所以，对多数中、低危高血压患者，4～12 周达标即可。VALUE 试验在开始的第 1 个月，两组即出现了血压的差异，氨氯地平组比缬沙坦组显著降低血压达 4.0/2.1mmHg；在治疗 6 个月时，两组平均血压差为 2.1/1.6mmHg。研究终止时心梗事件氨氯地平组比缬沙坦组低 19%，$P = 0.020$；致死和非致死性脑卒中氨氯地平组较缬沙坦组低 15%，$P = 0.080$。因此，VALUE 也表明早期（数周而非数月）积极降压，是预防心血管事件的关键。

ASCOT – BPLA 试验（盎格鲁－斯堪的纳维亚心脏终点试验—降压治疗部分）也出现了类似的情况，在随机化后的第 3 周，两组血压即出现了最大的差异（5.9/2.2mmHg），而试验期间的平均血压差异为 2.7/1.9mmHg，研究终止时氨氯地平或阿替洛尔组的平均血压分别为 136.1/77.4mmHg 和 137.7/79.2mmHg。所以，氨氯地平组的效果优于阿替洛尔组，这也说明与早期快速降压有关，不过，现在还没有证据表明对哪些患者、在多久的时间内降压达标最理想，当然也不是越快越好。

如何对高危和极高危的高血压患者快速达标，制订降压方案时，用药先后顺序对快速降压达标以及临床结果会产生明显不同的影响。对高血压患者来说，正确选择初始用药对治疗结果是具有决定性意义的。VALUE、ALLHAT 和 ASCOT 研究均证实了这一点。如果在治疗的起始就选择了疗效差的药物，如 ALLHAT 中的赖诺普利、VALUE 中的缬沙坦及 ASCOT 中的阿替洛尔，那么在以后的治疗中无论怎样加量和添加第 2 种、第 3 种，甚至 4 种药物，其效果都不可能与正确选择初始药物的治疗相比。目前临床上血压控制不佳有 90% 是由于初始用药选择错误且未采取正确的补救措施所致。

所以，有效长期控制血压达标、早期快速降压和正确选择初始药物的治疗至关重要。

89 什么时候启动降压治疗？

虽然血压超过 120/80mmHg 后，随着血压的升高，心血管疾病事件逐渐升高，当超过 140/90mmHg 时升高更明显，所以，美国《JNC - 8》把高血压的诊断标准调整为大于 130/85mmHg，既诊断为高血压 1 级。但是已有临床研究显示对于血压140/90mmHg 以下的低危高血压患者给予高血压药物治疗并不获益。《美国高血压指南》的所谓 1 级高血压的主要意义在于提示患者进入高血压的队伍，必须首先进行高血压的非药物治疗，既生活方式的干预，并加强血压的连续监测。生活方式的干预不限于高、中、低危的人群，而启动药物治疗必须考虑治疗本身的风险及患者病情的心血管疾病风险。所以，高血压患者首先必须进行心血管疾病风险的评估，方可决定何时启动药物治疗及药物治疗方案。

一般而言，低危患者，先进行 1～3 个月生活方式的干预及观察，每周 1～2 次血压监测，尽可能进行家庭血压监测，如血压有所下降但仍不达标可继续生活方式干预 1～2 个月，如血压仍不达标，则应开始药物治疗；中危患者，可观察数周，并进行生活方式的干预，评估靶器官损害情况；高危和极高危的患者，应及时启动降压药物治疗，并对并存的危险因素和合并的临床疾病进行综合治疗。

当血压明显波动，难以确定准确的血压时，应进行 24 小时血压监测，方可决定启动降压药治疗的时机。血压短时间内波动明显，要排除外界因素对血压的干扰，如失眠、头痛、头晕、紧张、焦虑、颈椎病发作、任何原因的不舒服等。

90 高血压的最佳治疗是否意味着选择最贵、最新的降压药?

高血压的最佳治疗并不意味着选择最贵、最新的降压药。不少的高血压患者常常向医生询问，现在有什么新的、好的降压药吗? 他们认为新的药物就一定比老的药物要好，其实不然，一种新的药物开发，从理论上或药理上说确实要比原先的优越，不良反应少，安全性更好，而事实上往往事与愿违。如 ALLHAT 试验中的新药 α 受体阻断剂多沙唑嗪，由于心血管事件（主要是心力衰竭）多于廉价利尿剂氯噻酮，安全性差，而于 2000 年提前终止（该药也因此而下市）。在新的高血压治疗中其他的 α 受体阻断剂也从常用的 6 种一线降压药中出局了；另一个新药血管紧张素受体阻滞剂（ARB）类药物，似乎是最理想的降压药，尤其是 LIFE 试验（氯沙坦高血压患者生存研究）公布以后，更是风靡全球，但随后的多个与长效钙通道阻滞剂、ACEI 对照的大规模临床试验，均证实了 ARB 抗高血压治疗的效果不如长效钙通道阻滞剂和 ACEI，包括减少心力衰竭和冠心病的效果，但这种新药的价格均超越了以往的降压药，包括长效钙通道阻滞剂和 ACEI。在选择贵的、新的降压药时必须慎重，最好选择那些经过多个大规模临床试验证实确实是安全、有效的，千万不能追求时髦，以贵、以新为佳。由于新药在专利期内只有独家生产、独家销售，处于价格垄断期，所以新药肯定比老药贵。对降压药物的选择一定要根据患者的具体临床情况以及对药物的依从性，不能弃廉选贵。

91 理想的降压药有几条标准?

理想的降压药物有几条标准?目前国内外尚未统一,一般公认的标准有 9 条:①有效控制血压;②不良反应很少;③降压平稳;④能预防和逆转高血压引起的心、脑、肾、血管结构的改变;⑤能减少心血管危险因素;⑥使治疗者有良好的生活质量;⑦服用方便,易为患者接受和坚持;⑧价格适宜,疗效/费用比值高;⑨不影响其他病的治疗。

目前市场上常用的降压药,各有所长,需根据不同的临床情况和个体差异对症治疗。只有最佳的选择,没有最佳的药物。目前还没有一种降压药能够满足理想的降压药的 9 条标准,近年来,ARB 类药物,如伊贝沙坦、缬沙坦、氯沙坦等,尽管价格昂贵,其疗效并非最好,在多个指南中均认为对 ACEI 不能耐受时选择 ARB。

92 廉价利尿剂的降压地位及其经济学评价如何?

随着血管紧张素转换酶抑制药(ACEI)、血管紧张素受体阻滞剂(ARB)和钙通道阻滞剂(CCB),尤其是长效制剂的广泛使用,以及对一些新型降压药的过度宣传,同时也由于利尿剂的不良反应较多,出于安全性考虑,使利尿剂在高血压治疗中的地位在前几年下降。临床上除了吲达帕胺(寿比山)外,利尿剂的用量已明显减少。近年来,随着一系列大规模、随机、双盲的高血压临床试验结果的公布,尤其是 ALLHAT 试验等结果的公布,重新改变了利尿剂的降压地位,也给新的高价的降压药带来冲击。以循证医学为依据,兼顾药物的价-效关系,最近公布多个指南均提升了利尿剂降压地位,尤其是黑人首选。在下文中将重新评价利尿剂在我国高血压治疗中的地位。

　　根据近十多年来进行的数十项大规模的临床试验结果来评估利尿剂治疗高血压的效果，表明治疗组较对照组舒张压下降11mmHg，总病死率降低11.4%，脑卒中发生率减少42%，有显著性差异；对冠心病的死亡率降低5.9%，非致死性心肌梗死死亡率降低7.7%，无显著性差异。然而在最近完成的几项大型临床试验，采用利尿剂或利尿剂加β受体阻滞剂分别与拜新同、地尔硫卓、伊拉地平、氨氯地平、非洛地平、卡托普利、赖诺普利、依那普利、多沙唑嗪等对比，证实了利尿剂或利尿剂加β受体阻滞剂在治疗高血压中，减少主要终点事件和次要终点事件方面均取得了令人惊讶的效果，与新的、更贵的上述降压药相比，效果相似或更优。对于高血压合并糖尿病者而言，减少心血管疾病事件，利尿剂效果略差，但无显著性差异。控制血压是关键，未显示出某种降压药物存在降压以外的效应。血压有效控制率：利尿剂 > CCB > ACEI。

　　利尿剂在减少心血管事件的效果，近期和以往试验有明显的差别，究其原因，主要是用法用量的差别：以往多为单用、大剂量，如氢氯噻嗪以往多为单用≥75mg/d，而近期多为少量或联合使用保钾利尿剂。氢氯噻嗪12.5~25mg/d，或咪吡嗪2.5~5mg/d，当不能达到目标血压时加用ACEI和或β受体阻滞剂等，可显著提高疗效，而副作用不增加、费用适当。大剂量利尿剂副作用较明显，而这些副作用可能抵消了降压给心脏带来的益处。一般采用少量利尿剂或联用保钾利尿剂副作用明显减少，净效益显著提高。

　　在费用上，利尿剂有绝对优势，如氢氯噻嗪25mg/d加氨苯蝶啶50mg/d（每日0.07元）与新的、贵的降压药相比费用较少，新的、贵的降压药价格为利尿剂的数十倍乃至上百倍。中国经济还不发达，医疗资源短缺，大多数人难以承担过重的医疗费用，在经济发达的美国或欧洲仍然非常重视医疗的成本效益关系，所以，对 AllHAT 试验的结果反应强烈。如果医生决意使用高费用药，只能使多数患者不规则治疗或放弃治疗，其结果只能是高费用低效益。

在中国高血压的防治重点是减少脑卒中发病率，利尿剂是首选的基本用药。在《循证高血压》一书中也肯定了利尿剂在降压治疗中的地位，认为利尿剂是最安全、有效、廉价的降压药。采用廉价的利尿剂可以做到低投入、高受益，特别是对我国医疗经费不足的高血压人群的血压控制具有更重要地位。

93 利尿剂的使用应注意哪些问题？

原则上利尿剂尽量不单独使用，主要注意以下几方面：

（1）对经济条件较差的地区，在新发现的或中、低危高血压人群应先单用少量噻嗪类利尿剂或中等量加保钾利尿剂（联合应用中等量保钾利尿剂），如氢氯噻嗪 12.5mg/d 或 25mg/d 加氨苯蝶啶 25 ~ 50mg/d。未达到目标血压时再加用 ACEI、ARB 和（或）β 受体阻滞剂（糖尿病患者例外）联用。

（2）对高危人群则常与 ACEI、ARB 或和 β 受体阻滞剂联用，与钙通道阻滞剂联用也并非禁忌，尤其适用于服用钙通道阻滞剂后出现踝部水肿者。

（3）肾功能衰竭和高尿酸血症时可用少量呋塞米代替噻嗪类利尿剂。

（4）新型利尿剂吲达帕胺长期应用对糖、脂、尿酸代谢影响的安全性较噻嗪类利尿剂可能更好。

94 如何认识钙通道阻滞剂在高血压治疗中的地位?

高血压循证医学的大量证据表明:更有效地控制血压并使血压达标,对减少心血管疾病事件,尤其是脑卒中十分重要。《欧洲高血压指南》及《JNC - 8》均提升了钙通道阻滞剂的降压地位。因此,与其他抗高血压药物比较,二氢吡啶类钙通道阻滞剂在降压作用方面有以下独特的优点:

(1) 钙通道阻滞剂的降压疗效和降压幅度相对较强,而疗效的个体差异较小,以及只有相对禁忌证,没有绝对禁忌证,这就有助于提高高血压的治疗率和控制率。例如由中国高血压联盟启动的 HOT - CHINA(中国高血压最佳治疗选择)研究显示,在随访10周后完成试验方案的人群,其血压达标率为 86.97%,而治疗期间按医嘱服药者占 95.6%。在 HOT(高血压最佳治疗选择)的国际试验中,亚洲人群的降压幅度也大于整体人群。

(2) 钙通道阻滞剂对老年患者有较好降压疗效,收缩压下降较明显。将有关老年单纯收缩期高血压的 SHEP(老年收缩期高血压试验)、Syst-Eur(欧洲收缩期高血压试验)和 Syst-China(中国收缩期高血压试验)这 3 项临床试验进行综合分析,还发现二氢吡啶类钙通道阻滞剂使总病死率下降了 32%、脑卒中发生率下降了 37%、心肌梗死发生率下降了 25%。

(3) 钙通道阻滞剂几乎可以与每类抗高血压药联合使用而增强降压疗效。ASCOT-BPLA 试验(盎格鲁 - 斯堪的纳维亚心脏终点试验 - 降压结果部分)的初步结果表明,氨氯地平和培哚普利联合治疗,在改善临床预后方面优于既往推荐的 β 受体阻滞剂联合利尿剂的标准治疗方案。与标准治疗方案比较,新药联合可使总病死率和总的冠脉事件数平均下降 14%、脑卒中发生率下降

23%、心血管疾病死率下降24%、新发生的糖尿病下降32%。

（4）长效钙通道阻滞剂如硝苯地平控释片、氨氯地平等，对心脏没有负面影响，不增加心力衰竭和心肌梗死的概率，与 ACEI 和 ARB 相比甚至更好。

（5）钙通道阻滞剂在同等降压或降压更少的情况下，预防脑卒中的效果更好。所以，钙通道阻滞剂特别适合以脑卒中为主要结局的中国高血压人群。2010 年《中国高血压防治指南》首次提出中国高血压的特色，这些均有利于钙通道阻滞剂的使用，所以，更提升了钙通道阻滞剂对中国高血压人群的使用地位。

2004 年 6 月发表的 VALUE（缬沙坦抗高血压长期治疗评估试验）试验意义深远，与以氨氯地平为主体的治疗方案比较，缬沙坦组致命和非致命心肌梗死的风险增加了 19%（$P = 0.02$）。这一结果既出乎研究设计者的预料，也绝非偶然。因为多年来，从基础到临床研究均证实了二氢吡啶类药物抗动脉粥样硬化的作用。

95 短效钙通道阻滞剂降压治疗试验有什么意义？

2010 年《中国高血压防治指南》首次重视了中国的高血压临床试验，尤其是北京、上海、成都的三项短效钙通道阻滞剂临床试验。短效钙通道阻滞剂（主要指硝苯地平、尼群地平、维拉帕米等），由于价格低廉，降压效果好，不良反应少（有症状的不良反应），深受患者青睐。大规模临床试验的检验如 Syst-Eur、Syst-China 试验证明短效钙通道阻滞剂治疗高血压，可显著降低心血管疾病的发病率和死亡率，尤其是减少致死和非致死性脑卒中，对心脏事件的减少也有一定的效果，然而，短效钙通道阻滞剂对心力衰竭和急性心肌梗死患者可能造成不利的影响。尽管长效钙通道阻滞剂的这些负面影响不明显，但在减少各种心脏事件方面的效果可能并不比 ACEI 和 ARB 差。

治疗高血压的获益主要来自血压的降低，尤其是脑卒中的减少。汇总分析显示：降压治疗可使 5 年间脑卒中发生率下降 42%，而冠心病发生率只下降 14%。曾在中国进行的几项钙通道阻滞剂试验，分别采用尼群地平、硝苯地平，明显降低脑卒中的发病率和病死率 38%～59%，而降低冠心病事件只有 14.2%，ACEI 和 β 受体阻滞剂主要使心脏获益，并且 ACEI、ARB 的心脏保护作用，可能独立于其降压作用。若将血压控制在理想水平，可预防 80% 的脑卒中事件，而对冠心病只能预防 37%。所以，单纯降压治疗预防脑卒中作用明显优于冠心病。

中国与西方对钙通道阻滞剂的效果也有所差别，在 Syst-Eur（欧洲）试验与 Syst-China（中国）试验中，治疗对象均为老年人收缩期高血压，均采用尼群地平。结果显示减少所有心血管事件 33%（欧洲）vs. 37%（中国），减少总病死率 14%（欧洲）vs. 39%（中国），所以，中国人对钙通道阻滞剂的受益优于西方人，中国高钠人群较多，钙通道阻滞剂的降压效果优于血管紧张素转换酶抑制剂（ACEI）。

降压药对预防脑卒中的效果依次为钙通道阻滞剂＞利尿剂＞ACEI/ARB＞β 受体阻滞剂，而预防心脏事件的效果依次为 β 受体阻滞剂（可能）＞ACEI＞ARB＞长效钙通道阻滞剂＞利尿剂＞短效钙通道阻滞剂。由此可见，钙通道阻滞剂是最适合中国人的降压药，但必须强调并非所有高血压患者均适应钙通道阻滞剂，尤其是短效钙通道阻滞剂。

钙通道阻滞剂可使少数患者出现头痛、面部潮红，大剂量易出现踝部水肿。对合并冠心病、心力衰竭时应慎用短效钙通道阻滞剂。CCB 的抗高血压地位尽管肯定，但在具体选择药物时需从多方面考虑。

（1）短效钙通道阻滞剂：硝苯地平（心痛定）对变异型心绞

痛效果良好，地尔硫卓适合伴有快速室上性心律失常者；除此之外短效钙通道阻滞剂尽量不用于冠心病、心力衰竭者。最佳适应证为经济条件一般，无心脏并发症者。

（2）长效钙通道阻滞剂：如拜新同（硝苯地平控释片）、络活喜（苯磺酸氨氯地平片）、波依定（非洛地平）等，价格较高，但降压平稳，服用方便，每日1次；对心脏无明显不良影响，不增加心脏事件，并可减少因心力衰竭住院，可用于不稳定型心绞痛，但价格较贵。

（3）没有资料显示对预防脑卒中方面长效钙通道阻滞剂优于短效钙通道阻滞剂，因此只要根据临床情况合理选药，短效钙通道阻滞剂同样能取得良好效果，具有很好的效/价比。

96 长效钙通道阻滞剂可能是最佳的降压药吗？

钙通道阻滞剂对预防脑卒中的效果与其他任何降压药相比，在同等降压甚至降压更差的情况下，减少脑卒中的效果几乎是最佳的，对阻止动脉内膜增厚的效果，尤其是颈内动脉，比其他降压药更好。由于短效钙通道阻滞剂对心脏存在一定的不利影响，所以一直认为钙通道阻滞剂对心脏的保护不如其他降压药，尤其不如 ACEI 和 ARB，不少人也忽视了中国高血压的转归主要是脑卒中这一流行病学特点，在许多情况下影响了钙通道阻滞剂的临床使用，甚至包括长效钙通道阻滞剂的临床使用。

近年来，随着有关长效钙通道阻滞剂与 ACEI、ARB 等对照的临床试验结果的陆续公布，证实了长效钙通道阻滞剂不但对心脏没有不利的影响，反而在预防心力衰竭、稳定型心绞痛等方面的效果比 ACEI、ARB 更佳，因此也进一步肯定了钙通道阻滞剂对心血管的保护作用的观点。尽管长效钙通道阻滞剂在预防糖尿病、肾脏损害方面不如 ACEI、ARB，还缺乏直接肾脏保护作用的依据，但其良好降压效果，尤其是对中国高血压人群的降压效果比其他任何药物更佳，所以，钙通道阻滞剂仍然是重要的选择药物。

由于长效钙通道阻滞剂在降压强度和预防脑卒中、冠心病和心力衰竭方面都有明显的优势，所以，对于以脑卒中为主要结局的中国高血压人群，长效钙通道阻滞剂是最好的选择。

97 关于脑卒中二级预防（对 PROGRESS 试验）的评价如何？

PROGRESS（降压治疗对脑卒中再发预防的研究）试验是一项多中心（包括中国）、随机双盲、安慰剂对照试验，入选在过去 5 年内有过脑卒中或一过性脑缺血（TIA）病史的患者 6150 例，应用血管紧张素转换酶抑制剂（ACEI）培哚普利（单药治疗组，4mg/d）（占 42%）及培哚普利加吲达帕胺（联合治疗组，2.5mg/d）（占 58%）。入选的高血压定义为≥160/90mmHg，48%的患者有高血压，71%为缺血性卒中，11%为出血性卒中，平均随访 3.9 年。

试验结果：治疗组血压平均降低 9/4mmHg，所有患者脑卒中的相对危险性下降了 28%。单药治疗组高血压者降低 10%，非高血压者仅降低 5%。联合治疗组高血压者降低 44%，非高血压者降低 43%。联合治疗组优于单药治疗组，高血压者优于正常血压者，有显著性差异。对高血压患者进行降压干预，可显著减少心血管事件的发生，尤其是减少脑卒中的发生，目前已在国际上被公认，其对正常血压者降压治疗可减少脑卒中的复发，是 PROGRESS 试验的最有意义的发现，并为 2010 年《中国高血压防治指南》和《JNC-7》所采用。然而，PROGRESS 试验也同时给了人们许多不确定的信息。

（1）该试验中高血压的标准是≥160/90mmHg，按《JNC-7》的诊断标准，距离理想血压≤120/80mmHg 相差甚远（40/10mmHg）。当血压>120/80mmHg 时，随着血压升高，心血管事件的发生呈进行性增加。但 HOT 试验亚组分析认为，降压治疗对心血管事件的一级预防，当舒张压（DBP）≤80mmHg 时不再有更多的获益，所以，对该试验中提出的对正常血压（≤120/80mmHg）者降压治疗的获益需要质疑。

（2）该试验有 3 个组，即安慰剂组、培哚普利组（单药）和培哚普利+吲达帕胺（联合用药）治疗组，尽管对所有类型的脑卒中的相对危险性减少了 28%，但培哚普利组的降压效果及减少脑卒中的效果均不如联合治疗组，且有高度显著差异性，不管是对有或没有高血压者均是如此。PATS 试验（培哚普利脑卒中二级预防试验）证实，吲达帕胺对预防脑卒中的复发有良好效果（减少 29%）。在众多高血压临床试验及汇总分析中均证实，降压治疗对脑卒中一级预防的效果钙通道阻滞剂（CCB）>利尿剂> ACEI>β 受体阻滞剂，预防心脏事件的效果则为 β 受体阻滞剂> ACEI>利尿剂>CCB，两项试验的结果与脑卒中一级预防的效果一致，所以从预防脑卒中的角度来看，应首选 CCB，而不是 ACEI。

但是 2010 年《中国高血压防治指南》《欧洲高血压指南》及《JNC-8》均未推荐 ACEI 用于高血压合并脑卒中的二级预防。钙通道阻滞剂在阻止和逆转颈动脉内膜增厚的效果，明显优于利尿剂和 ACEI，但迄今为止还未见 CCB 在脑卒中二级预防的研究报告。

ACEI 不但对预防脑卒中效果差，而且降压效果也差，不良反应较多，但对心、肾有较多的保护作用，主要适用于有较多心脏危险因素者。而 CCB 尤其是短效 CCB 对心脏有一定的潜在危险性，所以 CCB 比较适合于以脑卒中为主要结局（75%）的中国高血压人群，且降压效果也好，对有潜在或已有心脏受损者应选择长效钙通道阻滞剂。

（3）在中国，高血压的主要转归是脑卒中（约占75%），而不是冠心病。79.8%的脑卒中与高血压有关，只有36%的冠心病与高血压有关。降压治疗的人群策略重点是预防脑卒中。所以，在高血压人群防治策略中有效控制血压，尤其是采用钙通道阻滞剂治疗有较好的经济学和社会效益。只有对合并较多心脏危险因素或有潜在冠心病心力衰竭者慎用CCB，该类患者首选ACEI和β受体阻滞剂、利尿剂等药物。

（4）ACEI是否存在降压以外的心血管保护作用。目前只有HOPE试验认为ACEI存在降压以外的心血管保护作用，但是，HOPE试验（心脏预后事件预防试验）采用夜间服药白天测血压，这与其他临床试验的方法不同，所测血压不是降压的高峰期，所以血压下降3/2mmHg，不能代表其真实的降压效果。该试验入选者的平均血压139/89mmHg属于正常高限血压，一般认为降压药（除外硝普钠）的降压效果随血压升高而作用增强，在其他有ACEI对照的临床试验中均未发现ACEI存在降压以外的心血管保护作用。在STOP-2、ALLHAT试验均证实减少事件的效果与血压下降程度密切相关，对脑卒中一级预防的效果CCB效果最佳，均未显示ACEI存在降压作用以外，有更多的心血管保护作用，且ACEI降压效果差。

（5）最近一些研究认为，脑卒中患者在5年中主要危险仍然是脑卒中复发，心肌梗死只占1/6，长效钙通道阻滞剂不仅对脑卒中效果好，对冠心病的效果也优于ACEI和ARB。

根据上述观点归纳如下：①不管是脑卒中的一级还是二级预防，除非有ACEI的强适应证，否则ACEI不是首选降压药，人群防治策略应首选CCB、利尿剂，高危人群策略应高度个体化；②认为ACEI是脑卒中复发的强适应证，不如说ACEI加利尿剂（吲达帕胺）为脑卒中二级预防的强适应证；③正常血压者（≤120/80mmHg）降压治疗对脑卒中二级预防是否有效，或单药 ACEI 是否可作为脑卒中二级预防的强适应证，还需进一步探讨。

98 降压治疗预防脑卒中成本 – 效益分析的根据是什么?

中国高血压治疗预防脑卒中成本 – 效益分析的主要依据是中国高血压流行病学调查以及高血压临床试验：根据 WHO 公布的 MONIK 方案，中国是脑卒中的高发区，为 250/100 000 人，世界排名第二，仅次于苏联的西伯利亚 300/100 000 人。高血压是脑卒中的最主要危险因素，并且是最重要的可干预危险因素。有效控制高血压，不但对脑卒中的一级预防，而且对脑卒中的二级预防具有同样重要的临床和经济学效益，也优于其他方法（如阿司匹林抗凝，降糖和调脂等）。然而，常用的抗高血压药有 5 大类，怎样才能做到低投入、高效益，作者通过对以往临床试验的综合分析，结合中国国情、高血压的特点及成本 – 效益分析，探讨预防脑卒中降压治疗药物选择的理想方案。

中国高血压流行病学特点是高发病、低治疗、低控制、低知晓；高血压的预后主要是脑卒中，其次是心脏病，79.8% 的脑卒中和 36% 的冠心病与高血压有关，脑卒中的发病率是冠心病的 5 ~ 6 倍，脑卒中死亡居死因之首，这与西方的高血压预后主要是冠心病，其次是脑卒中有明显区别。

目前仅有的两项关于脑卒中二级预防的多中心、随机临床研究，PATS 试验（培哚普利脑卒中二级预防试验）结果显示采用吲达帕胺治疗 3 年可减少脑卒中再发 29%。PROGRESS 试验采用培哚普利或培哚普利 + 吲达帕胺治疗 4 年可减少脑卒中再发 28%，并建议对高血压和非高血压者降低血压均可减少脑卒中的再次发生，但单用培哚普利组只减少 5%，而培哚普利 + 吲达帕胺组减少43%。只有对高血压的脑卒中患者培哚普利组可减少10%，而培哚普利＋吲达帕胺组减少44%。两组有非常显著性差异，提示培哚普利对脑卒中二级预防的效果不如吲达帕胺，尤其是对正常血压组（＜160/90mmHg），而培哚普利的价格是吲达帕胺的几倍。培哚普利＋吲达帕胺联合不但优于单用培哚普利，而且也优于PATS试验的吲达帕胺，提示ACEI＋利尿剂对脑卒中二级预防的效果，与降压治疗对脑卒中的一级预防的效果相类似，可能同样是最佳的联合。

HOT试验（高血压最佳治疗选择）显示，舒张压（DBP）≤90mmHg与DBP≤80mmHg相比，心肌梗死降低37%，脑卒中降低43%，对合并糖尿病者心血管事件降低51%。UKPDS试验表明严格控制血压，可使糖尿病的并发症：心绞痛、心肌梗死、心力衰竭降低24%。脑卒中和微血管并发症降低44%和37%，与糖尿病有关的死亡降低32%，且与降压药种类无关。高血压治疗的关键在于降低血压，降低血压是预防心血管事件最重要的作用，特别是对脑卒中。

99 对降压治疗预防脑卒中成本－效益分析有什么价值？

中国高血压预后的特点与欧美等国家不同，主要是脑卒中，约占77%，冠心病、心力衰竭只占少数。所以，中国人在选择抗高血压药物时有别于西方人，重点是预防脑卒中，只有对少数有心脏危险因素或潜在冠心病和心力衰竭的患者，才重点考虑预防心脏事件的发生，在防治策略上应区别对待低、中危人群和高危人群。因为高危人群需要高投入，而低、中危人群只需较低的投入，两者的费用可以相差数倍乃至上百倍。据西方大量随机对照的临床试验结果，收缩压（SBP）降低10～14mmHg和舒张压

（DBP）降低 5~6mmHg，脑卒中可减少 2/5，冠心病只减少 1/6，总的心血管事件减少 1/3。我国的 4 项临床试验综合分析也认为 SBP 降低 9mmHg 和 DBP 降低 4mmHg，可减少脑卒中 36%，冠心病只减少 3%，总的心血管事件减少 34%，而且降压治疗对脑卒中的二级预防也是最佳的选择。

目前常用的抗高血压药有 5 大类，上百种，价格相差悬殊，每日药费几分至十几元不等，相差数百倍。临床试验结果均显示高血压治疗的获益，关键在于控制血压，效果并不随药价上升而增加，副作用也并没有随药价上升而减少。随药价上升，则患者的经济压力增加，治疗的依从性反而下降，治疗率、控制率更低，医生应根据患者的临床情况和经济承受能力合理选药，高价药主要适应于少数高危人群，廉价的利尿剂或短效钙通道阻滞剂（CCB）是大多数低、中危高血压人群的首选药，也是部分高危高血压患者的基本用药，尤其是对中国高血压人群。美国《JNC-8》和 2013 年《欧洲高血压治疗指南》均强调利尿剂是降压的首选药物，进一步提升了利尿剂的降压地位，而降低了 β 受体阻滞剂的降压地位。CCB 是预防脑卒中的最佳选择，短效 CCB 因对心脏有一定的潜在危险，仅适用于无潜在冠心病和心力衰竭的患者，而长效 CCB 可用于冠心病和心力衰竭的患者，非二氢吡啶类 CCB 主要适用于合并心房扑动、颤动等快速心律失常者。

在众多高血压临床试验及汇总分析中均证实降压治疗对脑卒中一级预防的效果，CCB > 利尿剂 > ACEI/ARB > β 受体阻滞剂。PATS 和 PROGRESS 这两项试验的结果与脑卒中一级预防的效果一致，所以，对脑卒中的二级预防，同样是首选 CCB 或利尿剂，而不是 ACEI、ARB 和 β 受体阻滞剂。

预防脑卒中 1 例每年所需费用（人民币），尼群地平（Syst China）为 5500 元，硝苯地平（Stone）为 10 000 元，硝苯地平（Cint）为 2444 元，吲达帕胺（Pats）为 23 273 元，培哚普利

（PRO China）为 79 348 元。培哚普利是吲达帕胺的 2.5 倍，是 CCB 的 8～15 倍。

目前没有证据表明长效 CCB、短效 CCB 在预防脑卒中方面有明显差别，且利尿剂或短效 CCB 价格低廉。无论从临床效果还是从经济学的角度来看利尿剂是首选的降压药，而 CCB 是预防脑卒中的最佳选择，ACEI + 利尿剂以及 ARB + 利尿剂可能是最佳的联合。

100　高血压的非药物治疗及其经济学意义？

高血压的非药物治疗即生活方式干预，是所有高血压治疗的基础，而且贯穿整个治疗过程。对于无糖尿病、胸主动脉瘤、急性心肌梗死、心力衰竭等高危的 1 级高血压患者，可进行非药物治疗 1～3 个月，未达目标血压，或血压有所下降，但是又未达目标血压，可继续非药物治疗 1～3 个月。良好的生活干预可降低血压 10～20/5～10mmHg。即使采用药物治疗的患者，也需要同时结合非药物治疗，使血压下降更多（使血压控制最佳），还有利于其他心血管危险因素的控制如肥胖、糖尿病等，取得更好的治疗效果。非药物治疗一方面可减少药物副作用，另一方面可节约医疗费用，减少医疗资源浪费。非药物治疗对于缓解目前中国的医疗资源短缺、药品价格虚高以及医患关系的矛盾具有重要意义，为构建和谐社会起到一定的积极作用。

101　非药物治疗高血压有什么依据？仅仅是为了省钱吗？

多个临床研究的结果证实，非药物治疗对血压的影响，包括减轻体重、限钠、补钾、补镁、补钙、补充鱼油、控制紧张情绪等，有肯定疗效的是限制钠摄入、减轻体重和体育锻炼及保持良好心态，而其他措施未见确切疗效。Tohp 试验对 2182 例 30～54 岁舒张压 80～89mmHg 的患者进行了 18 个月随访，目的是评价减轻体重、限钠摄入、补钾、补镁、补钙、补充鱼油、控制紧张情绪 7 种非药物措施的降压效果。发现减轻体重和限钠摄入可使血压下降且具有显著性差异；补钾在第 3 个月时可使舒张压下降 1.8mmHg，而 6 个月后这种效应完全消失；而补钙、补镁、补充鱼油、控制紧张情绪对血压的影响均无显著性差异。Tone 试验对 875 例 60～80 岁的 1 级高血压患者给予减轻体重和限钠摄入干预，随访 15～36 个月后，获得类似结果，该试验还提示了这些非药物治疗措施的安全性。非药物治疗高血压的循证依据是充足的，对适合非药物治疗的患者都应首选非药物治疗。

高血压的非药物治疗是为了取得更好的治疗效果和减少药物的不良反应，不仅仅是为了节省费用和医疗资源，对一些经济条件优越的患者同样具有重要的临床意义。

102 非药物治疗高血压的主要具体措施有哪些？

高血压的非药物治疗包括减轻体重、改善膳食结构及运动等方面。

减重：减少热量，膳食平衡，增加运动，将体重指数保持在 20～24kg/m^2。

膳食限盐：在我国北方，首先应将每人每日平均食盐量降至 8 克，以后再降至 6 克，在南方可控制在 6 克以下。

减少膳食脂肪：总脂肪 < 总热量的 30%，饱和脂肪 < 10%，增加新鲜蔬菜至每日 400～500 克，水果 100 克，肉类 50～100 克，鱼虾类 50 克，蛋类每周 3～4 个，奶类每日 250 克，每日食油 20～25 克，少吃糖类和甜食。

增加及保持适当的体力活动：如运动后自我感觉良好，且保持理想体重，则表明运动量和运动方式合适。

保持乐观心态，提高应激能力：心理因素对血压影响往往被医生和患者忽视，其实心理因素对患者血压波动达到 40 ~ 50/14 ~ 26mmHg，所以，千万不要忽视心理因素对血压的影响。通过宣教和咨询，提高人群自我防病能力。提倡选择适合个体的体育活动，气功、绘画等文化活动，增加社交机会，促进情感交流，提高生活质量。

戒烟、戒酒：尽量不吸烟，以往认为酒是双刃剑，少量饮酒有益，以选用红葡萄酒、糯米酒为佳，近年的最新研究认为少量饮酒也有危害，最好不饮酒。

增加钾、镁等微量元素的摄入，如多吃橘子、橙子、冬菇、菠菜、紫茄等；少食动物内脏、鸡皮、红肉类如猪肉、羊肉、狗肉等。

103 高血压治疗获益的依据是什么？

目前大规模临床试验专门验证降压药物的降压以外的心血管保护作用的试验为数不多，多集中在血管紧张素转换酶抑制剂（ACEI）和血管紧张素受体拮抗剂（ARB）这两类药物；支持抗高血压药物治疗的受益主要取决于降低血压的幅度，而不是某种药物的特性的临床试验占绝大部分；有些试验不支持药物存在降压以外的心血管保护作用的观点。最近公布的多个高血压指南，均未认为某种药物存在降压以外的心血管保护作用，而且认为噻嗪类利尿剂、ACEI、ARB 以及钙通道阻滞剂（CCB）作为一线降压药物，不分顺序，不再推荐 β 受体阻滞剂用于高血压患者初始治疗，仅限于安静时心率大于 75 次/分钟或合并有快速心律失常、冠心病、心力衰竭等患者。所以，降压治疗的益处主要取决于血压降低及其降低的幅度。

有些试验中各组降压幅度相同，所以，各组的主要终点事件和总死亡没有差异，而在大多数试验中各组血压下降不同，均显示哪一组血压较低，则哪一组的主要终点事件更少。不管是ARB、ACEI、CCB或者是传统降压药均是如此。国际降压治疗协作组对29项包括126 341例患者的随机降压试验（多数采用短效CCB）的回顾性分析结果也是如此，降压幅度为CCB > ACEI > ARB，减少主要终点事件的效果也是CCB > ACEI > ARB。

治疗的获益还取决于降压的幅度，HOT试验（高血压最佳治疗选择）中舒张压（DBP）≤90mmHg与≤80mmHg相比，心肌梗死率降低37%，脑卒中率降低43%，高血压合并2型糖尿病的亚组中，主要心血管事件的发生率舒张压≤80mmHg与≤90mmHg者减少了50%。在HOT和HOPE（老年高血压认知功能试验）试验中，高危患者的风险降低程度是相似的，即血压每降低1mmHg，主要心血管事件风险（如心肌梗死、因心脏事件住院、严重心绞痛发作等）分别减少11%和12.5%；国际降压治疗协作组的回顾性分析结果也表明，血压水平净下降幅度与脑卒中、冠心病事件相对危险减少相关，尤其是脑卒中。

总之，高血压治疗获益的关键是降压，其次是控制其他可变的危险因素及药物的特性。

104 对于支持抗高血压药物存在非降压作用获益的临床试验是怎样质疑的？

曾经支持抗高血压药物存在非降压作用获益的药物主要包括ACEI和ARB两类，由于血管紧张素Ⅱ具有许多血流动力学影响以外的作用，如促氧化、促细胞生长、促纤维化及促血管生成等作用，因此抑制肾素血管紧张素系统不仅能够降低血压，还可能具有更多的其他心血管保护作用。支持非降压作用以外所谓心血管保护作用的临床试验有 HOPE（老年高血压认知功能试验）、LIFE（氯沙坦高血压患者生存研究）和 ANBP－2 试验（第 2 次澳大利亚高血压试验）等，但均存在着一定的缺陷。

首先，在 HOPE 试验（心脏预后预防试验）中患者的平均血压是 $139 \pm 20/79 \pm 11$ mmHg，也就是约半数患者的血压是正常的，其余多数也是 1 级高血压伴其他心血管疾病的患者。大多数的降压药对正常血压无明显的降压作用，所以，舒张压平均下降 1.4mmHg，收缩压下降 3.0mmHg，而对高血压患者来说实际上血压下降超过了 3.0/1.4mmHg；对于正常血压者，血压不再是主要的危险因素，而其他的因素就成为主要的心血管疾病的主要危险因素，此时 ACEI 的其他微弱心血管保护作用则显示出来。

其次，LIFE 试验中阿替洛尔组，采用每日一次的用药方法并不符合阿替洛尔的半衰期，使昼夜血压有较大波动，显然对阿替洛尔组不利。另外阿替洛尔本来就是 β 受体阻滞剂的害群之马（阿替洛尔是一种水溶性 β 受体阻滞剂），阿替洛尔组收缩压下降更少（相差 1.1mmHg）。尽管如此，氯沙坦减少心肌梗死的效果仍然不如阿替洛尔，β 受体阻滞剂对预防脑卒中的效果是最差的，加上血压下降较少，所以，阿替洛尔总体效果不如氯沙坦是理所当然的。作者在结论中认为"氯沙坦与阿替洛尔相比，在降低血压幅度相似的情况下，前者能够更好地预防心血管发病率与死亡率，并且耐受性更好。氯沙坦存在降压以外的作用，能使患者获益更多。"这夸大了氯沙坦的作用。

VALUE 试验（缬沙坦抗高血压长期治疗评估试验）的研究目的与 LIFE 试验一致，结果也类似，而对结果的解释却显然不同。VALUE 试验是由于该试验中氨氯地平降压强度大于缬沙坦，降压幅度之差为 2.1/1.7mmHg，认为缬沙坦的非降压作用被这一差异所掩盖，降压幅度的不等同可能是两组特殊预后不同的原因。VALUE 试验的研究者，事后采用连续中值配对的方法将试验中血压过高或过低的患者排除在外，再对两组血压相匹配的患者进行临床终点事件的比较，说明缬沙坦确实优于氨氯地平而具有降压以外的心血管保护作用。这种新的统计学方法因违反了科研设计的基本原则（随机性、前瞻性），也同时遭到了他人的指责，那么 LIFE 试验为什么不这样解释呢？结合两个试验的解释，作者在有意地夸大氯（缬）沙坦的效果。

再次，ANBP－2 试验中预防脑卒中的效果，依那普利仍不如氢氯噻嗪，尤其是致死性脑卒中增多有显著性差异（$P = 0.04$）。在试验中，尽管两组血压下降幅度相等，但氢氯噻嗪组原有基线血压高于依那普利组 1mmHg，所以试验结束时氢氯噻嗪组的血压也高于依那普利组 1mmHg。另外氢氯噻嗪加 CCB 也属于不太合理的联用，类似在 ALLHAT 试验（抗高血压和降脂治疗预防心血管事件试验）中，有研究者批评的 ACEI ＋ β 受体阻滞剂不太合理的联用。

105 钙通道阻滞剂（CCB）对脑血管的特殊保护作用有什么依据？

大量的临床试验证明，高血压治疗的益处主要来自降压本身，尤其是减少脑卒中的效果，受益的程度取决于降压的幅度。然而有少数几个研究结果认为，血管紧张素转换酶抑制剂（ACEI）、血管紧张素 II 受体阻滞药（ARB）存在降压以外的心血管保护作用，强调药物本身的特性更为重要。但迄今为止，还没有人提出 CCB 存在降压以外的脑血管特殊保护作用观点，作者根据高血压临床试验结果分析，CCB 与其他降压药对照，不管血压下降较对照组更多、相同或更少，预防脑卒中的效果都是最好的。即使与安慰剂对照减少脑卒中发生率也超越了血压下降所带来的效果，认为 CCB 存在对脑血管的特殊保护作用。

我们通过入选汇总分析结果（有 29 项国际高血压试验汇总分析，病例数达到 160 000 例），临床试验如 STOP‒2（第 2 次瑞典老年高血压干预试验）、INSIGHT、VALUE（缬沙坦抗高血压长期治疗试验）、ALLHAT（抗高血压和降脂治疗预防心血管事件试验）、NORDIL（北欧地尔硫卓研究），病例数达到 81 519 例。这些试验中 CCB 降压幅度较对照组少的临床试验有 NORDIL 试验，CCB 降压幅度较对照组多的临床试验有 VALUE 试验，CCB 降压幅度较对照组相等的临床试验有 STOP‒2、ALLHAT、INSIGHT 试验。不论 CCB 组的降压幅度较对照组更小、相同或更大，减少脑卒中的效果均优于对照组，包括与安慰剂比较的，减少脑卒中发生率均超越了血压下降所带来的效果，且多数有显著性差异。

目前与其他药物比较，关于钙通道阻滞剂对预防心血管疾病特殊的保护作用讨论的焦点主要有以下两点：

①对 ACEI、ARB 存在降压以外心血管保护作用的质疑：如上所述，支持药物存在降压以外的心血管保护作用的大规模临床试验为数不多，主要有 HOPE、LIFE 和 ANBP‒2 等研究，但是这 3 项试验均存在一些质疑。

②CCB 存在降压以外脑血管保护作用的证据：我国 4 项临床试验综合分析认为 SBP 降低 9mmHg 和 DBP 降低 4mmHg，可减少脑卒中 36%，冠心病只减少 3%，总的心血管事件减少 34%，故 CCB 对脑血管特殊保护作用，决不能被微小的血压差所忽略。

国际上临床试验汇总分析结果显示，SBP 每降低 10～14mmHg 和（或）DBP 每降低 5～6mmHg，减少脑卒中 2/5，冠心病减少 1/6，总的主要心血管事件减少 1/3。

首先，29 项国际高血压试验汇总分析结果显示：钙通道阻滞剂与安慰剂比较，4 个试验中 7482 例患者，血压下降 8/4mmHg，脑卒中相对危险为 0.62，CCB 组的脑卒中较安慰剂减少了 38%，超过了血压下降所带来的效果。在 Nordil 试验（北欧地尔硫卓研究）中，CCB 组的血压下降幅度较对照组小 3mmHg，所有脑卒中和致命性脑卒中的发生率均较低，尤其是所有脑卒中的下降有显著性差异（$P=0.04$）。

其次，在 STOP - 2（第 2 次瑞典老年高血压干预试验）试验中，传统降压类药物、ACEI 和 CCB 这 3 组基线立位血压均为 194/98mmHg，试验结束时血压分别为 158/81mmHg、159/81mmHg和 159/80mmHg，3 组血压下降幅度相等，致死性脑卒中发生率分别为 4.6%、4.5% 和 4.2%，所有脑卒中分别为 22.2%、20.2% 和 19.5%，CCB 组最低。

再次，在 INSIGHT 试验中，两组间血压下降无差异（$173\pm14/99\pm8$mmHg下降至 $138\pm12/82\pm7$mmHg），同等降压时拜新同组减少脑卒中的效果优于利尿剂。

最后，在 VALUE 试验（缬沙坦抗高血压长期治疗评估试验）中，尽管氨氯地平降压强度大于缬沙坦，降压幅度之差为 2.1/1.7mmHg，但缬沙坦组脑卒中危险性高 15%，氨氯地平组超越了血压下降所带来的效果。氨氯地平组对心脏的保护作用，除心力衰竭外，与缬沙坦组相似或更好。

结论：CCB 治疗高血压时，在预防脑卒中方面，超越了血压下降所带来的效果，存在对脑血管有特殊保护作用。长效 CCB 对心脏的保护作用也不亚于 ACEI 和 ARB，甚至更好，同时其具有更好的经济学效益。

106 ARB 是不是最理想的降压药？

2010 年版《中国高血压防治指南》和《JNC - 8》均已确认了血管紧张素受体阻滞剂（ARB）为一线抗高血压药物。该类药物的突出特点是不良反应发生率低，也不因剂量的增加而增多。

尽管有试验认为 ARB 存在降压以外的心血管保护作用，但很快就被另外多个研究的结果所否定，反而再次证明了降压药的心血管保护作用主要来自降压本身，并取决于降压幅度。与 ACEI 类似，ARB 也是治疗高血压合并心力衰竭、糖尿病以及慢性肾脏病的强适应证，尤其对于糖尿病和慢性肾脏病更为适应。

在多个临床试验中，ACEI 和 ARB 这两类药物均可使高血压患者新发生的糖尿病减少，由于约 45% 的高血压患者存在胰岛素抵抗，而糖尿病是冠心病的等危症，所以，ACEI 和 ARB 在预防新发糖尿病方面有较多的优势。

随后的几个临床试验，包括与长效钙通道阻滞剂（CCB）、ACEI 对照的研究结果均表明，ARB 在心脏保护（如心力衰竭、冠心病）方面不如 ACEI 和长效钙通道阻滞剂，在预防脑卒中方面更不如钙通道阻滞剂。ARB 的降压效果也不如利尿剂和 CCB，而且价格昂贵，用量较大，故难以被一般收入的患者所接受。

在 JIKEI HEART 试验（东京 Jikei 心脏试验）中，两组患者基线平均血压分别为 139/81mmHg 和 138/81mmHg（这一血压水平已低于达标血压值 140/90mmHg），治疗后血压降低了 7~8/2~3mmHg，取得了更好的血压控制。结果主要心血管疾病（高血压、缺血性心脏病、充血性心力衰竭），缬沙坦组发生率均显著低于传统药物组。该试验的设计与 HOPE 试验类似，仍不足以说明 ARB 在高血压治疗中的心血管保护作用。

所以，尽管 ARB 为一线抗高血压药物，但不是最理想的降压药，多数资料均认为 ARB 主要适应于对 ACEI 不能耐受的患者，在同等降压的情况下，ACEI 对心血管疾病事件的减少要大于 ARB10% 左右。

107 高血压病的治疗原则是什么？

高血压病的治疗原则包括如下几方面：

（1）将血压控制在一个适当的水平，消除高血压带来的各种症状，提高患者的生活质量及延长寿命。

（2）尽量减少高血压对心、脑、肾等重要器官的损害，争取逐渐逆转已经形成的靶器官损害。有效预防或延迟脑卒中、心肌梗死、心力衰竭、肾功能不全等并发症的发生。有效控制高血压的疾病进程，预防高血压急症、亚急症等重症高血压的发生。

（3）在降压治疗的同时，要防治心、脑血管并发症的其他危险因素，如左室肥大、高脂血症、糖尿病、高胰岛素血症、胰岛素抵抗和肥胖等。

（4）抗高血压方案应尽量简便，能够长期坚持。

（5）应及时将血压降低至目标水平，但并非越快越好。应坚持个体化，针对每个患者的具体情况作出相应的方案。大多数高血压患者应根据病情在数周至数月内将血压逐渐降至目标水平。年轻或病史短的患者降压可快一点，但老年人、病程长或已有靶器官损害或并发症的患者，降压速度宜适度缓慢。

（6）提倡有病早治，无病早防，强调患者与医院、家庭要密切配合。治疗时机：高危、很高危或 3 级高血压患者，应立即开始降压药物治疗；确诊的 2 级高血压患者，应考虑开始药物治疗；1 级高血压患者，在生活方式干预 1 ～ 3 个月后，如果血压仍≥140/90mmHg，则开始降压药物治疗。

（7）常规或低剂量开始（老年人），如血压未能达到控制目标，应根据服药情况增加该药的剂量。

（8）假如第一种药物无效，应进行合理联合用药，通常是加用小剂量的第二种降压药物，而不是加大第一种药物的剂量。有效的 5 类联合用药组合是：利尿剂＋β受体阻滞剂、利尿剂＋ACEI 或（ARB）、钙通道阻滞剂＋β受体阻滞剂、钙通道阻滞剂＋ACEI、α受体阻滞药＋β受体阻滞剂。

（9）如果第一种药物疗效很差或不能耐受，可更换另一类降压药物，而不是增加第一种药物剂量或加用第二个药物。

（10）最近也有主张早期足量或联合用药，尽早使血压（2～4周）达标。

108 高血压药物治疗的用药原则是什么？

根据现有的资料，将高血压药物治疗的用药原则归纳为如下几点：

（1）所有的高血压患者，通过降压治疗都必须使血压达到目标水平，这是高血压治疗最关键的问题。仅降低血压就可以使心脑血管并发症降低30%～50%，尤其是脑卒中的减少特别显著。

（2）常规或小剂量（老年）开始，逐步降压，希望以较小剂量获得最好疗效，并使不良反应最小。如效果不佳，可逐步增加剂量。如仍不佳需联合用药，以获得最佳疗效（达目标血压），血压下降不是越快越好，一般4～12周达标即可。多数降压药发挥最大作用的时间大致是收缩压10～14天，舒张压14～20天。

（3）多种药物的联合治疗，优于单药大剂量，2级以上的高血压，50%～70%需联合用药。

（4）经济条件允许，尽量选择长效制剂，其最大特点是使用方便，每日1次，可24小时稳定降压，还可以提高治疗依从性，但长效制剂价格昂贵。目前已有临床研究表明，长效钙通道阻滞剂对心脏的保护作用优于短效钙通道阻滞剂，但对脑卒中的预防，尚无资料表明长效钙通道阻滞剂优于短效钙通道阻滞剂。

（5）贵药未必高效或不良反应少，关键在于结合临床情况，合理选择药物。

（6）血压不是越低越好，大多数的高血压患者血压降至130/85mmHg以下即可。除钙通道阻滞剂外，ACEI、ARB、β受体阻滞和利尿剂对正常或偏低时血压的降压作用很微弱，当使用多种降压药，血压多数在 110/70mmHg 以下时可以尝试减少降压药。

109 什么是抗高血压的个体化治疗？

抗高血压个体化治疗，主要应根据患者的年龄、对药物的依从性、经济承受能力、临床情况，同时伴有的其他危险因素、其他疾病、个体对药物耐受性和原有接受治疗的情况等决定治疗方案，选择治疗药物因人而异。个体化治疗能使患者得到最佳的降压效果，达到目标血压，防止动脉粥样硬化，控制其他可变的危险因素（如血脂紊乱、糖尿病、吸烟、肥胖等），逆转靶器官的损伤，改善患者的生活质量，降低心血管的发病率及死亡率等。

药物治疗的剂量也应个体化，因不同患者或同一患者在不同病程时期，所需剂量不同。一种药物的治疗量可相差数倍，不同厂家的同一种药物降压效果可能有一定的差别，原则是"以达到最好疗效、最少不良反应的最小剂量"。选择适合每一患者的最佳剂量，联合用药优于单药大剂量。40%～60%的中、重度高血压患者需要联合用药。

110 高血压患者用药治疗的观察点是什么？

高血压患者应在多次测量血压并确诊后，经医生指导选择合适、有效的降压药，以最小剂量达到最佳效果。坚持长期、规律、按时服药，注意观察血压，尤其是清晨血压，心、脑、肾的功能以及糖、脂等代谢的变化，切忌乱用药、随意增减剂量或擅自停药。除少数血压以夜间升高为主者外，一般高血压患者睡觉前不宜用降压药。用降压药期间要经常测量血压并做好记录，以供治疗时参考。起床时要慢，避免直立性低血压而摔倒。应用利尿剂降压时要注意记录体液出入量，排尿多的患者应注意补充含钾高的饮料（主要有水果汁、蔬菜汁等）和食物，如玉米面、海带、蘑菇、枣、桃、香蕉等。

111 血压控制的目标值是多少？

治疗高血压的主要目的是最大限度地降低心血管疾病死亡和病残的总危险。心血管疾病危险与血压之间的呈相关连续性，对多数高血压患者血压在120/80mmHg左右最好，继续降低不再受益。

HOT研究（高血压最佳治疗选择）显示血压控制在138/83mmHg以下心血管事件的发生率最低，但糖尿病患者例外，要求血压下降更低，<130/80mmHg获益更多。

普通高血压患者血压降至<140/90mmHg，年轻人或高血压并糖尿病伴或不伴肾病的患者，血压控制的目标值在130/80mmHg或以下，对于蛋白尿>1g的患者应将血压降至125/75mmHg以下。对老年人血压要求低于150/90mmHg，如能耐受，还可进一步降低，伴有颈内动脉狭窄>70%的患者收缩压应>150mmHg。对急性脑卒中的血压管理还缺乏循证医学的证据，一般认为脑出血患者血压<200～180/120mmHg，脑缺血者血压<220～200/120mmHg。

但是2014年《欧洲高血压指南》及《JNC-8》考虑到指南操作的简单化及循证医学证据，把所有高血压患者的降压目标均设定<140/90mmHg。

112 如何评估阿司匹林在抗高血压治疗中的作用？

治疗高血压时，阿司匹林应在评估心血管疾病危险因素后进行。在HOT试验中，应用小剂量阿司匹林的效果尽管是肯定的，主要心血管事件可减少 15%，但主要减少心肌梗死 36%，对脑卒中没有明显影响，而且对男性脑卒中和女性总的心血管死亡还有所增加，但无统计学意义。但随后的女性健康研究显示：与男性相比，阿司匹林对减少女性总的心血管死亡有显著性差异，并优于男性。

中国高血压的转归主要是脑卒中，不是心肌梗死，所以是否使用阿司匹林应在评估心血管疾病危险后，根据个体情况合理选用。不主张对所有高血压患者都常规使用阿司匹林治疗，尤其是在血压较高，还没有得到良好控制时，更应慎重使用，一般要求血压＜150/95mmHg 以下时才使用。

建议应用对象主要是高血压合并冠心病、缺血性脑卒中、出血性脑卒中（3 个月后）、房颤者和长期卧床者等，其他高血压患者需要同时并存 2 个以上危险因素者方可使用，有消化性溃疡、血小板减少、紫癜、牙龈出血、血压较高控制不良者慎重使用。

113 阿司匹林预防心脏病发作和脑卒中，多少剂量才合适？

众所周知，阿司匹林的主要副作用是消化道出血，故阿司匹林的合适剂量应该是能有效地预防心肌梗死和脑卒中的最低剂量。5 项试验比较了阿司匹林或安慰剂对脑卒中和心肌梗死预防作用的研究，阿司匹林应用剂量、治疗持续时间不同，进入研究的患者人群基线时发生脑卒中和心肌梗死的危险不同，这些试验亦有不同。预防心肌梗死，对于男性受试者每日 160mg 均能明显降低其危险性，而对于女性受试者，每日 50mg、75mg、100mg 并未显著地降低其危险性，因此，女性应用的合适剂量应高于每日100mg。目前尚不清楚阿司匹林一级预防脑卒中的合适剂量，每日 75mg 和 100mg 的剂量无效，合适的剂量至少应该达到 160mg。

预防稳定型冠状动脉疾病患者再发性心肌梗死或死亡的最低剂量是每日75mg，急性心肌梗死的最低剂量是每日160mg。对于有脑卒中或短暂性脑缺血发作病史的患者，研究显示每日50mg对男性和女性是有效的剂量。对于急性脑卒中患者，每日160mg能有效预防再发脑卒中或死亡。每日80mg与160mg的阿司匹林发生大出血的危险相似，即1000例患者中每年有1～2例大出血。这些研究提示一级、二级预防脑卒中与心肌梗死的阿司匹林的最合适剂量是每日160mg。但是在中国阿司匹林的推荐剂量是75～150mg/d，大多数采用100mg/d。

114 氯吡格雷优于阿司匹林吗？

目前市场上抗血小板聚集药物主要有阿司匹林与氯吡格雷及替格瑞洛等。阿司匹林比氯吡格雷及替格瑞洛对胃的刺激明显，但没有显著性差别，且存在个体差异，二者在急性冠脉综合征、急性脑血管病时需要联合应用。氯吡格雷用于以下患者的预防动脉粥样硬化血栓形成事件：①心肌梗死患者（12～18个月），缺血性卒中患者（3～6个月）或确诊外周动脉性疾病的患者。②急性冠脉综合征的患者。③非ST段抬高性急性冠脉综合征（包括不稳定型心绞痛或非Q波心肌梗死），包括经皮冠状动脉介入术后置入支架的患者，与阿司匹林合用。④用于ST段抬高性急性冠脉综合征患者，与阿司匹林联合。12个月后氯吡格雷或替格瑞洛减量使用，可合并在溶栓治疗中使用。由于氯吡格雷和替格瑞洛的价格是阿司匹林的数十倍，临床效果与不良反应相似，除少数患者需要与阿司匹林联合使用及少数不能耐受阿司匹林者需要选择氯吡格雷外，一般还是首选阿司匹林。

115 在抗高血压治疗中使用利尿剂应注意哪些问题?

（1）对于新发现的高血压人群，首先选择钙通道阻滞剂（CCB）、血管紧张素转换酶抑制剂（ACEI）、血管紧张素受体拮抗剂（ARB）。未达到目标血压时再加用小剂量噻嗪类利尿剂（如氢氯噻嗪 6.25~12.5mg）或中等量加保钾利尿剂如氢氯噻嗪 12.5~25mg/d 加氨苯蝶啶 25~50mg/d。

（2）对中、高危人群则利尿剂常与 ACEI、ARB 联用，也可以与 CCB 合用，利尿剂具有消除 CCB 引起的踝部水肿作用。

（3）肾功能衰竭和高尿酸血症时可用少量呋塞米代替噻嗪类利尿剂。尽管利尿剂可使血糖升高，但与糖尿病不同，其并不增加心血管事件危险。

近年来，吲达帕胺治疗高血压病例不少，虽然其不属于噻嗪类，但其有利尿作用，尚有钙离子拮抗作用。吲达帕胺对血脂、血糖和低血钾的不良影响较轻微，是一种新的强效、长效降压药，其对血管平滑肌作用大于利尿作用，但不引起体位低血压和心动过速。吲达帕胺 2.5mg，每日 1 次，并在一定程度上成了噻嗪类利尿剂的替代药物，可减少脑卒中的复发并优于 ACEI，特别适合于有脑卒中或短暂性脑缺血发作（TIA）者。

116 β受体阻滞剂的临床特点及经济学评价如何?

尽管多个指南将 β 受体阻滞剂从一线降压药中剔除，但是 β 受体阻滞剂对心脏有较好的保护作用，其效果优于 ACEI（血管紧张素转换酶抑制剂）和 ARB，尤其是用于冠心病（变异型心绞痛，即冠状动脉痉挛引起的心绞痛除外）、心肌梗死后、心力衰竭（小剂量开始，1～2周倍增1次）、交感神经功能亢进伴心动过速者。尽管β受体阻滞剂对糖、脂代谢有一定的不利影响，但对糖尿病伴心功能不全的高血压患者，仍不失为一种良好的选择，对心动过缓（安静时心率＜55次／分）、Ⅱ～Ⅲ房室传导阻滞、周围血管病，运动员、重体力劳动者禁用。第一代、第二代β受体阻滞剂在急性心力衰竭时慎重使用，第三代β受体阻滞剂如卡维地洛可用于急性心力衰竭，是美国FDA批准治疗急性心力衰竭的唯一β受体阻滞剂。对防治脑卒中效果差，预防脑卒中的效果为CCB（钙通道阻滞剂）＞利尿剂＞ACEI/ARB＞β受体阻滞剂。β受体阻滞剂经过长期临床应用与对照试验，证明了该药的有效性和安全性，在临床上应用较多且不断有此类新药问世。有些β受体阻滞剂为脂溶性（普萘洛尔、美托洛尔、拉贝洛尔等），其在肝脏中代谢、降解，并能穿透血脑屏障，只有此类药物被认为可有效降低猝死率。而其他一些β受体阻滞剂为水溶性，其以原形在肾脏中消除，血浆浓度更稳定。新一代的β受体阻滞剂比索洛尔、贝凡洛尔、塞利洛尔等对β_1受体具有高度选择性。资料显示，塞利洛尔是一种长效的β受体阻滞剂，具有直接扩血管作用，同时还兼有部分α_2受体阻滞和内源性拟交感性，其减慢心率作用较轻，对老年人及心率相对偏慢的高血压患者较为合适。塞利洛尔每日1次，降压效应谷/峰比值均达到FDA提出的对长效降压药物的要求。塞利洛尔还能扩张支气管、降低呼吸道阻力，这可能与其部分激动β_2受体有关。β受体阻滞剂与钙通道阻滞剂联用是一对最佳组合，具有良好的药理学协同和临床互补作用，一般β受体阻滞剂的价格较低，对于长期服药的高血压患者的经济负担可明显减轻。

117 常见的 β 受体阻滞剂有哪些?

β 受体阻滞剂通过阻断心脏及神经中枢的 β 受体,减少心排量,降低外周阻力,兼或抑制肾素释放,既有效降压,又能减少猝死的危险,而这种抑制交感活性所产生的心血管保护作用是其他类降压药物所无法替代的。当然,每类抗高血压药物均有其最适合的治疗人群,不可能适用所有的高血压患者。高血压治疗应强调在指南原则指导下的"个体化治疗"。目前,高血压发病呈低龄化,人们工作高强度、高压力、快节奏,势必使高血压患者中高交感活性表现更为突出。对这类高血压患者,不是取消 β 受体阻滞剂的一线地位,而是要更加充分、积极、合理地使用它,是 β 受体阻滞剂的最佳适应证。

常见的 β 受体阻滞剂可分两大类,β_1 受体阻滞药和 β_1 阻滞药兼有 β_2 受体兴奋作用的药物。

118 β 受体阻滞剂是否仍为一线降压药,有哪些争议?

Carlberg 和 Lindholm 等就 β 受体阻滞剂治疗对高血压患者主要心血管事件影响的汇总分析,ASCOT – BPLA 试验(盎格鲁 – 斯堪的纳维亚心脏终点试验 – 降压结果部分)证实了抗高血压新药如钙通道阻滞剂疗效显著优于老药如 β 受体阻滞剂。因此,英国临床优化研究所和高血压学会(NICE/BHS)修改了《高血压治疗指南》《英国高血压》及《JNC – 8》均将 β 受体阻滞剂从高血压治疗一线药物名单中取消,明显降低了 β 受体阻滞剂在治疗高血压中的地位,同时也受到了广泛关注和一些质疑。

在 Lindholm 汇总分析中,13 项共 105 951 例高血压患者,其中多数项目是选择阿替洛尔，少数项目选择了其他 β 受体阻滞剂，β 受体阻滞剂治疗尽管显著降低收缩压和舒张压，但没有减少主要心血管疾病事件。β 受体阻滞剂组脑卒中发生的风险增高达16%，主要是阿替洛尔的风险增高了26%，其他 β 受体阻滞剂脑卒中的风险增高不明显，差异无统计学意义。与其他药物比较，β 受体阻滞剂组的全因死亡率也略增高（3%），但差异无统计学意义，心肌梗死的风险未见增高。

119 β 受体阻滞剂真的不再是治疗高血压的一线降压药物吗？

目前认为阿替洛尔代表 β 受体阻滞剂的类效应已受到质疑，如同 20 世纪 90 时代中期的"CCB 风波"，错误地把某些短效 CCB 代表了所有的 CCB。由于阿替洛尔是一种水溶性 β 受体阻滞剂，难以进入细胞内。因此，阿替洛尔一旦从血液中清除，很快就会从心脏中消失，失去对心脏 β_1 受体的阻滞作用。基础研究还显示，长期使用阿替洛尔可增强 β_2 受体与环腺苷酸的偶联效应，不但不减弱、反而会显著增强心脏对肾上腺素刺激的反应。阿替洛尔虽能有效降低血压，但不能减少主要心血管疾病事件。在英国老年高血压患者随机临床试验中，与安慰剂组对照，阿替洛尔治疗组血压平均降低 18/11mmHg，但心肌梗死（+3%）、冠心病死亡（+0%）、心血管疾病死亡（-22%）和总死亡率（-3%）均未显著降低。在英国医学研究委员会关于轻中度老年高血压治疗试验中，与安慰剂组相比，利尿剂治疗组和阿替洛尔治疗组的血压同等程度显著降低（平均降低 15/6mmHg）。但利尿剂组主要心血管疾病事件显著减少，而阿替洛尔组缺乏疗效。尽管采用其他 β 受体阻滞剂单独或作为首选药物治疗高血压的临床试验虽然不多，但仍能显示 β 受体阻滞剂治疗高血压有益。

另外，β 受体阻滞剂具有不良的代谢影响，而利尿剂也有类似缺点，二者的联合属于不太合理。尽管在 ASCOT 中 β 受体阻滞剂效果不佳，但利尿剂的"一线降压药物地位"未受质疑，如此看来此缺点并不重要。目前多数人均不主张大剂量、长期联合应用具有相同不良反应的两种药物（如 β 受体阻滞剂与利尿剂合用），这种治疗方案本身既存在一定缺陷。

抗高血压的一线药物应具备降压效果好、不良反应少、能改善"硬"终点事件，有临床试验及汇总分析证明 β 受体阻滞剂具备了上述 3 个特点。

β 受体阻滞剂通过阻断心脏及神经中枢的 β 受体，减少心排量，降低外周阻力，兼或抑制肾素释放，既能有效降压，又能减少猝死的危险，而这种抑制交感活性所产生的心血管保护作用是其他类降压药物所无法替代的。因此，2010 年《中国高血压防治指南》仍认为 β 受体阻滞剂仍是治疗高血压的一线降压药物。

120 钙通道阻滞剂（CCB）在临床应用有哪些特点？

钙通道阻滞剂（CCB），对降低脑卒中的效果明显优于 ACEI、ARB 和 β 受体阻滞剂，所以特别适用于以脑卒中为主要结局的中国高血压患者，并且降压效果好。

CCB 按其结构特点分二氢吡啶类和非二氢吡啶类。二氢吡啶类钙通道阻滞剂，有长效和短效两种。短效价格低廉，对心脏有不利影响，主要是用于无潜在心衰及无冠心病（变异型心绞痛例外）的患者（注明：变异型心绞痛患者，即冠状动脉痉挛引起的心绞痛可以应用），而长效制剂对心脏无不利影响。既往认为对心脏的保护作用不如 ACEI、β 受体阻滞剂、ARB 等，但近几年研究认为对 CCB 心脏的保护作用优于 ARB 和 ACEI。非二氢吡啶类钙通道阻滞剂对心脏的传导有一定的负性作用，对有房室传导阻滞者慎用，特别适用于伴室上性心律失常者。对肾脏无不利影响，但对肾脏的保护作用不如 ACEI、ARB。

主要不良反应是踝部水肿及头痛，但是停药后很快消失，不造成永久性伤害。

121 钙通道阻滞剂可分哪几类？

钙拮抗药分 3 大类，即苯基烷氮类（如维拉帕米）、二氢吡啶类（地平类）、苯二氮类（如地尔硫卓），其中二氢吡啶类作为降压药物作为常用。上述药物可根据其产生时期不同及结构性质不同可分为 3 代：

第一代、第二代新剂型（Ⅱa）和新的化合物（Ⅱb）、第三代二氢吡啶类如硝苯地平控释剂、贝尼地平、伊拉地平、氨氯地平、尼卡地平、尼卡地平缓释剂、马尼地平、尼伐地平、拉西地平、非洛地平缓释剂、尼莫地平、尼索地平、尼群地平；苯二氮类如地尔硫卓缓释剂；苯基烷氮类如维拉帕米、维拉帕米缓释剂、戈洛帕米。

122 第一代短效钙通道阻滞剂具有哪些特性？

第一代短效钙通道阻滞剂具有负性传导和负性肌力作用，使高血压患者心脏病发作的危险增高，还可引起反射性交感神经兴奋，导致心肌耗氧增加，促发心律失常，对心脏有一定的潜在危险，少数引起牙龈增生，但对脑卒中的预防效果良好。此类药物价格便宜，与第二代、第三代药物相比，在费用/效益比方面占有较大优势。所以，主要是用于无心力衰竭、冠心病（变异型心绞痛例外）或无潜在的心脏危险因素的患者。

123 第二代钙通道阻滞剂具有哪些特性?

第二代钙通道阻滞剂又可分为两个亚类,a 类基本上为第一代钙通道阻滞剂的缓释剂、控释制剂,b 类则为新的化合物,具有改进的药效学与药动学特性。第二代钙通道阻滞剂每日用药次数少,血浓较为平稳,而 Messerli 认为钙通道阻滞剂仅在极高血液浓度时才成为毒物,这仅发生在速释剂型,因此,其认为第二代钙通道阻滞剂是安全、有效的。对轻、中度高血压疗效满意,并可改善心肌缺血。高血压合并有心绞痛的患者,与服药前对比心电图,心肌缺血表现有不同程度改善。

124 第三代钙通道阻滞剂具有哪些特性?

第三代钙拮抗剂具有与钙通道复合物特异的高亲和性、高结合位点作用,本身具有长效作用。氨氯地平半衰期(药物浓度在血液中下降一半所需要的时间)达 35 ~ 50 小时,其重要特征是没有因血压突然下降而引起心脏和外周交感神经激活,而这种激活通常认为是第一代、第二代钙通道阻滞剂引起的副作用。

氨氯地平能够剂量依赖性地抑制缺氧心肌细胞的钙离子浓度上升,而细胞缺氧时,细胞内游离钙离子浓度上升是导致细胞不可逆损伤的主要原因。氨氯地平还能抑制缺氧损伤的心肌细胞硬化趋势,因而从另一方面对缺氧损伤的心肌细胞具有保护作用。研究显示其对损伤后的细胞内游离钙离子浓度,pH(指血液的酸碱度)无明显影响,提示应早期应用氨氯地平来防治心肌缺血及再灌注损伤(血管阻塞后又再通造成的损伤),以取得较好疗效。氨氯地平可用于稳定型心绞痛患者,尤其是对硝酸盐和 β 受体阻滞剂无效者。一些长效 CCB 如拜新同、氨氯地平对冠心病的效果甚至优于 ARB 和 ACEI，但预防心力衰竭的效果不如 β 受体阻滞剂和 ACEI。

在单用 β 受体阻滞剂或噻嗪类利尿剂疗效不佳时，或有肾功能障碍时，或一种药物治疗无效的严重高血压患者，拉西地平是有效的，对非胰岛素依赖型糖尿病患者无有害代谢作用。此外，拉西地平可能由于其抗氧化作用或内皮素拮抗作用。在体内有抗动脉粥样硬化作用，且不会引起人体内水钠潴留。

125 血管紧张素转换酶抑制剂（ACEI）有哪些临床特点？

目前还没有头对头（医学术语即同一个试验设计内，同时进行的平行对照试验）临床研究认为长、短效 ACEI 有明显疗效差异，国产与合资价格相差悬殊，但疗效并不与价格成正比。ACEI 降压效果不如 CCB 和利尿剂，对脑卒中的预防效果不如 CCB 和利尿剂。但 ACEI 对心脏、肾脏的保护作用较好，对 1 型糖尿肾病的效果较好，对 2 型糖尿病不如 ARB、用药初期可使血肌酐升高，升高 < 30% 可继续使用。但中国高血压的转归主要是脑卒中，合并肾功能衰竭者约 10%，死于肾功能衰竭者为 1% ~ 2.5%。ACEI 被广泛应用于高血压的治疗，是唯一具有 6 个适应证的降压药，其作用机制是此类药物与血管紧张素转化酶结合，从而抑制血管紧张素 Ⅱ（Ang Ⅱ）生成，导致缓激肽分解减慢，血管舒张，血压下降。过氧化脂质会损伤细胞膜导致细胞死亡，而 ACEI 可显著降低过氧化脂质，有利于降低高血压并发症。长期临床研究表明：对早期高血压患者进行的 ACEI 为基础的抗高血压治疗能使心血管事件的发病率和死亡率的危险性降低。ACEI 贝那普利、培哚普利、赖诺普利等具有心肌修复作用，并防止修

复性纤维化形成。该类药物抑制血管紧张素转化酶（ACE）活性，使缓激肽、前列腺素系统活性增高，抑制胶原合成，对心脏有较好的保护作用。此外，ACEI 可扩张肾小球动脉，故能有效降低肾小球内毛细血管压，从而降低肾脏高灌注，减少白蛋白排泄，与其他几类抗高血压药物相比，只有 ACEI 能减少尿蛋白，改善肾功能。也有人认为，这种对肾的保护作用可能不单纯是依赖于血压降低，而是存在一种独立的机制。

不良反应较多，20%～30% 的患者可发生持续性干咳，有的甚至不能耐受，被迫停药。少数患者换用另一种 ACEI，咳嗽可缓解或减轻，而色苷酸钠可减轻这一不良反应。ACEI 的降压效果不如钙通道阻滞剂和利尿剂，对正常血压者无明显降压作用。

126 选择血管紧张素转换酶抑制剂（ACEI）要注意哪些问题？

尽管在多个高血压治疗指南中，ACEI 类是唯一具备 6 个强适应证的降压药，似乎在降压药中是最优秀的。从药理学的角度和少数几个临床试验的结果来看，也认为 ACEI 存在降压以外的心血管保护作用，但大多数的临床试验并不支持这一观点。ACEI 的降压作用及预防脑卒中的效果不如利尿剂和钙通道阻滞剂，不良反应出现率较高，如干咳、致命性反应虽然罕见，但比其他降压药要多。对脑卒中二级预防的效果也不如利尿剂（吲达帕胺）。但其不干扰糖、脂代谢，对肾脏有较好的保护作用，与利尿剂联合有良好的成本增量效益，是值得推荐的联合用药选择。

127 钙通道阻滞剂与血管紧张素转换酶抑制剂比较的临床试验结果如何?

首先,ALLHAT 试验(抗高血压和降脂治疗预防心血管事件研究)直接比较了 18 102 例随机接受钙通道阻滞剂(CCB)氨氯地平(n＝9048)和血管紧张素转换酶抑制剂(ACEI)赖诺普利(n＝9054)治疗患者的心血管事件及其他终点事件。该研究的主要终点为联合致死性冠心病或非致死性心肌梗死;次要终点包括全因死亡、脑卒中、联合心血管疾病(CVD)、终末期肾病(ESRD)、癌症和消化道出血,平均随访时间为 4.9 年。

结果与既往的研究报告一致,两组间的主要终点、全因死亡、ESRD 及癌症发生率未见显著差异。然而,随机接受赖诺普利治疗的患者脑卒中、联合 CVD、胃肠道出血和血管性水肿的发生率显著增高,而氨氯地平组心力衰竭的危险更高。

尽管 ALLHAT 及 VALUE 研究(缬沙坦抗高血压长期治疗研究)显示,氨氯地平组较赖诺普利或缬沙坦组心衰发生率更高,提示在降压水平相似的情况下,ACEI 或血管紧张素受体阻滞剂(ARB)较 CCB 类药物更有利于预防心衰。由于 ACEI 或 ARB 组有较多的患者同时合并其他治疗,包括某些降压药物的联合使用,使结果变得复杂。但随后的一些研究如 Action 试验(硝苯地平控释片治疗冠心病的国际临床试验)显示长效 CCB 预防心力衰竭的效果优于 ACEI。Peace 试验(冠心病治疗结果评估和临床转化研究)、Camelot 试验(抗高血压药物对血压正常冠心病患者心血管事件影响研究)则显示长效 CCB 在预防心血管事件也优于 ACEI。

ACEI 的耐受性一般认为良好。然而,在 ALLHAT 试验中,两组坚持用药率 CCB 氨氯地平组明显高于 ACEI 赖诺普利组(5

年时，80.4% *vs.* 72.6%），这可能与副作用的发生是分不开的。ACEI 的副作用主要为干咳，CCB 主要是踝部水肿，而潜在的致死性副作用在赖诺普利组发现了 38 例，而氨氯地平组仅发现 3 例。大量的临床试验和汇总分析结果均确认，高血压治疗的效果或心血管转归的最重要的决定因素是血压下降，尤其是对脑卒中更为重要。

CCB 与其他降压药物相比，其降压幅度与对照组相同或更少时，预防脑卒中的效果更好，国际 29 项高血压汇总分析结果也显示 CCB 预防脑卒中的效果，比其他降压药效果更好。

尽管没有研究显示 CCB 对肾脏有直接的保护作用，但是高血压合并肾病时要求血压下降更多，所以，CCB 仍然是一种不可缺少的重要降压药。

结论：对中国高血压人群而言，CCB 比 ACEI 对中国高血压人群有更多的优势，尤其长效 CCB 是中国高血压人群的最佳选择。对经济条件较差的患者，如果没有潜在的冠心病和心力衰竭危险的患者，短效 CCB 也是一种良好的选择。

128 血管紧张素受体阻滞剂（ARB）有哪些临床特点？

血管紧张素受体阻滞剂（ARB）是一类新型抗高血压药物，此类药物作用机制新颖，疗效、耐受性良好。ARB 可以完全阻断血管紧张素 Ⅰ 向血管紧张素 Ⅱ（AngⅡ）的正常和旁路转换过程，同时抑制缓激肽的释放，而 ACEI 只阻断血管紧张素 Ⅰ 向血管紧张素 Ⅱ 转换的经典途径。血管紧张素 Ⅱ 受体分为 AT1、AT2 两种，其中 AT1 分布于血管、心脏、肾脏、大脑、肾上腺皮质激素，AngⅡ 主要作用于此类受体，使血管收缩，交感神经系统兴奋性增加，导致血压升高。而 AngⅡ 受体拮抗剂就是与 AngⅡ 竞争性结合 AT1 受体。LIFE 试验认为 ARB 存在降压以外的心血管保护作用，但后来的 VALUE 试验的结果否定了这个假设，ARB 的总体效果不如 ACEI 及 CCB。ARB 主要适用于需用 ACEI，但又不能耐受或已用 ACEI，对有心功能不全、肾损害（主要是蛋白尿）控制不佳者和合并 2 型糖尿病肾病者。

第一个较成熟的血管紧张素受体阻滞剂氯沙坦，用量为每日 1 次，每次 50 ~ 100mg，与依那普利、阿替洛尔、非洛地平缓释剂对轻、中度高血压患者降压幅度相同，试验显示患者对氯沙坦耐受性良好，不受剂量、年龄、种族影响。对肾功能正常或不全患者，伴或不伴非胰岛素依赖性糖尿病的老年人，氯沙坦还有减少蛋白尿的作用。由于氯沙坦对血管紧张素转换酶（ACE）无抑制作用，因此不会提高缓激肽水平，而缓激肽与 ACE 抑制引起的咳嗽有关。该类药物最大的特点就是不引起咳嗽，而缓激肽对心血管具有一定的保护作用。已有临床试验显示 ARB 对降低心血管疾病的危险不如 ACEI，降压效果也不如钙通道阻滞剂和利尿剂。

129 α受体阻滞药的降压原理是什么？安全性怎样？

α受体阻滞药为选择性突触后 α₁ 受体阻滞药，能松弛血管平滑肌，产生降压效应，其不影响 α₂ 受体，不引起明显的心动过速，也不增加肾素的分泌，可引起直立性低血压。在 ALLHAT 试验中，多沙唑嗪的心血管事件明显多于利尿剂（氯噻酮）而提早终止，该药也因此而停产下市。而 α 受体阻滞药价格较贵，用药剂量范围较大，已不作为一线降压药使用，主要适用高血压伴前列腺肥大者及少数难治性高血压患者。

130　什么降压药是治疗高血压的最佳选择?

中国现有高血压患者接近 3 亿,而常用的抗高血压药有 5 大类,100 多种,价格悬殊,高血压病患者用药每日几分至几十元不等。是否价格越贵效果会越好、安全性越高、副作用越少呢?并非如此。如何才能选择高血压治疗和用药的最佳方案,达到最佳效果?笔者根据国内外大量研究结果提出以下建议,以供参考。

高血压治疗的关键主要取决于血压的降低,在大规模的临床试验中,1mmHg 的血压差就足以产生疗效的显著性差异,其次是危险因素的控制。但不同种类的降压药在减少不同的心血管事件上有差异。治疗的目的是减少高血压所致的各种心血管事件(致死和非致死性脑卒中、心肌梗死、心力衰竭、肾功能衰竭等)的发生,需长期服药。

2015 年的国家心血管中心发布的《全国高血压控制状况调查》发现,我国高血压知晓率为不及 50%,治疗率为 40.7%,控制率为 15.3%;预测到 2025 年全球将有 10.5 亿高血压患者。通过健康教育宣传可提高高血压知晓率,健康教育宣传还可降低治疗成本,提高治疗率及控制率,这是目前需要重视的高血压防治策略。

高血压治疗的最佳目标血压为:糖尿病者 < 130/80mmHg,非糖尿病者 < 140/90mmHg,老年人 < 150/90mmHg,而最近公布多个高血压指南对所有高血压均认为目标血压为 140/90mmHg。

中国人群高血压的转归主要是脑卒中,有 79.8% 的脑卒中与高血压有关,而只有 36% 的冠心病与高血压有关,所以预防脑卒中是高血压防治的重点。而预防脑卒中的效果:钙通道阻滞剂 > 利尿剂 > ACEI > β 受体阻滞剂;预防心脏事件的效果:β 受体阻滞剂＞长效钙通道阻滞剂＞ACEI＞ARB＞利尿剂＞短效钙通道阻滞剂，β受体阻滞剂的效果较 ACEI 强，且价格远较 ACEI 低。对合并糖尿病、血脂异常、肾功能受损者首选 ACEI、ARB。

长效 CCB 对心脏的保护作用（尤其是冠心病）优于 ARB（VALUE 试验）和 ACEI（CAMELOT 试验、ACTION 试验），只是在预防糖尿病、血脂异常、肾功能受损方面不如 ACEI 和 ARB。不必担心长效 CCB 对心脏会产生不利的影响。

利尿剂是轻、中度高血压患者最佳的首选用药，因为利尿剂是最廉价、最安全、最有效的一线降压药。最近公布的美国《JNC-7》和《欧洲高血压治疗指南》均强调利尿剂是降压的首先药物，几乎适用于所有的高血压患者，并且可以与包括利尿剂在内的所有降压药联用。药品不是越贵越好，如血管紧张素受体阻滞剂（ARB）（缬沙坦等多种沙坦类）、α 受体阻滞药（多沙唑嗪）是目前最贵的降压药，但其效果和安全性并不是最佳的。

利尿剂对糖尿病患者的血糖有不利影响，但在无糖尿病的患者中，小剂量利尿剂对血糖影响较小，而在新发生糖尿病的患者中利尿剂仍可降低心血管疾病危险。对于老年人而言，应关注心血管事件的减少，如果在发生糖尿病与死亡之间进行选择，毫无疑问应以生存为第一考虑。当然，应尽可能用小剂量利尿剂。意大利一项研究结果表明用吲达帕胺（2.5mg/d）治疗 2 年，吲达帕胺对高血压患者的血脂、血糖均无明显影响。新型利尿剂吲达帕胺的不良反应较噻嗪类利尿剂更小，但价格明显较贵。

对难以承担医疗费的高血压患者，选择廉价的利尿剂、短效 CCB、国产卡托普利（ACEI 类）、β 受体阻滞剂及其联合使用，只要降低血压，也能明显减少脑卒中和心血管疾病死亡率，也是一个良好的人群防治策略。

钙通道阻滞剂降压效果、依从性好，预防脑卒中效果最佳，最适合于中国人群的高血压患者，尤其是长效 CCB 对心脏有良好的保护作用。地尔硫主要适用于高血压伴有房性心律失常，尤其是阵发性心房颤动和心房扑动；心痛定（硝苯地平片）价格最低，主要适用于合并变异型心绞痛、无其他心脏并发症的高血压患者，只要经济条件允许，长效 CCB 是最佳的选择。

ACEI 主要适用于高血压合并糖尿病、肾脏病、冠心病、心力衰竭者，其降压效果较差，不良反应较多。

血管紧张素受体阻滞剂价格较高，主要适用于高血压合并肾病、冠心病、心力衰竭，以及糖尿病用 ACEI 或 β 受体阻滞剂、钙通道阻滞剂效果不佳或不能耐受者。

α 受体阻滞药主要适用于高血压合并前列腺肥大者。

最佳配伍是 ACEI（或 ARB）＋利尿剂、β 受体阻滞剂＋钙通道阻滞剂、钙通道阻滞剂＋ACEI（或 ARB）。单药大剂量不如几种药合用，60% 以上的患者需要两种或两种以上药物的联用，既可提高疗效、减少副作用，又可降低费用。利尿剂是配伍的最佳选择，可与所有的降压药联用。高血压治疗的最佳方案，是充分考虑到每一种药的特性，患者的临床评估、经济承受能力和个人愿望。

131 有并发症的高血压患者应如何选用药物？

每一种降压药都有不同的药理学特点和临床效果，不同的药物对不同脏器的保护机制和保护能力也有明显差别。

有并发症的高血压患者选用药物时应考虑药物对并发症的影响，不同并发症具体选药有所不同。

高血压合并糖尿病、血脂紊乱时，宜选用 ACEI 或 ARB，同时有心力衰竭者可用 β 受体阻滞剂。

高血压合并冠心病时，宜用 β 受体阻滞剂、长效 CCB、ACEI、ARB 等。

高血压合并心功能不全、心室扩大者，宜用利尿剂、ACEI、β受体阻滞剂、ARB 和长效 CCB 等。

高血压合并脑血管病时，首选 CCB、利尿剂，其次为 ACEI、ARB。

高血压合并肾功能不良者，首选 ACEI、ARB，其次为甲基多巴，也可用 CCB。

高血压合并外周血管病时，首选 CCB，其次为 ACEI、ARB 或利尿剂，禁用 β 受体阻滞剂。

高血压合并窦性心动过速，宜用 β 受体阻滞剂、非二氢吡啶类 CCB、ACEI 等。

高血压合并消化性溃疡者，宜用可乐定，不用利血平。

高血压合并支气管哮喘、慢性阻塞性肺部疾病患者，宜用钙通道阻滞剂，不用 β 受体阻滞剂，但塞利洛尔例外。

高血压伴有潜在性糖尿病或痛风者，不宜用噻嗪类利尿剂、呋塞米尿等。

高血压伴有精神抑郁者，不宜用利血平或甲基多巴。

132 高血压长期治疗用一个降压方案好吗？

高血压是一种需要终身服药治疗的慢性病，长期用一种药物或一个治疗方案有副作用吗？降压效果会下降吗？是否需要不断地改变用药？一般来说，任何一种药物都存在一定的不良反应和耐药性，降压药的不良反应主要出现在用药的早期，多在 1～2 个月内，但利尿剂和 β 受体阻滞剂对糖、脂的影响随着时间的延长，发生率可能会增加。在多个临床研究中，尽管有血糖增高的趋势，但心血管事件的发生率并没有随着观察时间的延长而增多。所以，需要监测糖、脂的变化，必要时调整治疗方案，除非有特殊情况（主要是血压控制不良、出现新的临床情况等），不要随意改变治疗方案。调整治疗方案时，需要密切观察血压的变化，一般1周测血压2~3次。

133　什么是高血压急症和亚急症？

高血压急症和亚急症定义：高血压急症和高血压亚急症曾被称为高血压危象，高血压急症是指原发性或继发性高血压患者，在某些诱因作用下，血压突然和明显升高（一般超过180/120mmHg），同时伴有进行性心、脑、肾等重要靶器官功能不全的表现。高血压急症包括高血压脑病、颅内出血、脑出血和蛛网膜下腔出血、脑梗死、急性心力衰竭、肺水肿、急性冠状动脉综合征、不稳定型心绞痛、急性非ST段抬高和ST段抬高心肌梗死、主动脉夹层、子痫等。应注意血压水平的高低与急性靶器官损害的程度并非呈正比，一部分高血压急症并不伴有特别高的血压值，如并发于妊娠期或某些急性肾小球肾炎的患者，但如血压不及时控制在合理范围内会对脏器功能产生严重影响，甚至危及生命。在处理过程中需要高度重视，并发急性肺水肿、主动脉夹层、心肌梗死者，即使血压仅为中度升高，也应视为高血压急症。高血压亚急症是指血压明显升高但不伴靶器官损害，患者可以有血压明显升高造成的症状，如头痛、胸闷、鼻出血和烦躁不安等。相当多的患者有服药顺从性差或治疗不足的问题，血压升高的程度不是区别高血压急症与高血压亚急症的标准，区别两者的唯一标准是有无新近发生的急性进行性的严重靶器官损害。

134　高血压急症时应如何选用药物？

当怀疑高血压急症时应进行详尽的病史收集、体格检查和实验室检查，评价靶器官功能受累情况，以尽快明确是否为高血压急症，但不要因为对患者整体评价过程而延迟高血压急症处理。尽快应用适合的降压药快速降压：一般在 1 小时内降低幅度为平均动脉压不超过治疗前水平的25%。在随后的 2～6 小时内将血压降至较安全水平，一般为 160/100mmHg 左右。如果可耐受，在不影响脏器灌注基础上，在随后的 2～3 天逐步降压达到正常水平。院外可立即含服硝酸甘油、口服硝苯地平、拉西地平、替米沙坦、卡托普利、依那普利、美托洛尔平片等。连续监测血压，酌情使用镇静药以消除患者恐惧心理，并立即呼叫急救 120。

135 怎样对重症肾性高血压进行治疗？

在急进型高血压中排除嗜铬细胞瘤、肾动脉狭窄及某些原发性醛固酮增多症外，最多见的是肾实质性高血压。降压药物可选择：

（1）袢利尿剂：呋塞米，除有利尿缩容外，还有扩张肾血管，增加肾血流，但肾小球滤过率（GFR）不变，在 GFR 下降时仍有利尿作用，降低肺动脉压，减轻肺水肿。无论对肾衰或心衰，袢利尿剂均优于噻嗪类利尿剂。

（2）α受体阻滞剂：盐酸乌拉地尔，既有外周 α_1 阻断从而扩张周围血管，又有中枢性抑制 5－HT（5－羟色胺）α_1 受体作用，从而降低心血管中枢的交感反馈，使周围交感张力下降，抑制反射性心率增加。有人对 62 例慢性肾衰合并心衰患者分两组，一组用非选择性受体阻滞药酚妥拉明 20mg＋250mL 葡萄糖注射液静脉滴注，另一组用乌拉地尔 50mg＋250mL 葡萄糖注射液静脉滴注，虽然有效率两药无明显差别，但对呼吸功能及心率的影响乌拉地尔明显优于酚妥拉明。

（3）硝酸酯类药：硝酸甘油及异山梨醇酯静脉滴注时两者不同之处，常用量硝酸甘油 50～100μg/min，硝酸异山梨酯为30～

160μg/min。硝酸酯类药为降压时个体反应差异较大，常用微泵
维持 7～14 天，无不良反应，但有时会产生耐受性。

（4）钙通道阻滞剂：尼卡地平静脉滴注，能有效降压，中度
心功能不全的患者，如陈旧性心梗、扩张型心肌病、高血压心脏
病、瓣膜关闭不全，还能改善心排出量（CO），肺血管阻力下降，
肺动脉楔压下降。

（5）α 受体阻滞剂 + β 受体阻滞剂：拉贝洛尔（柳胺苄心
定）静脉用药降压疗效优于口服，或口服阿罗洛尔（阿尔马尔），
由于主要从肝脏代谢，因此当肾功能不全时适用，此类药不影响
肾血流量。

对继发于系统性疾病的肾脏病如狼疮肾炎、硬皮肾等，病理
表现有严重弥漫性间质炎症和纤维化者易发展成肾衰者等顽固性
高血压可选择药物：①ACEI（依那普利），降压常有特效；②钙
通道阻滞剂：尼卡地平、地尔硫等多种药物联合使用。

136 急性心血管综合征合并高血压应怎样治疗？

急性心肌梗死、不稳定型心绞痛或肺水肿时常伴血压骤升，
此时应首选硝酸酯类药物，以降低心肌耗氧，改善心内膜下缺
血，改善缺血周围血供。对硝普钠（SNP）单用或与硝酸酯类联
合降压观察发现，单用 SNP 疗效不及 SNP 与硝酸酯类联合用药。

一项对 20 例冠状动脉旁路移植（搭桥）术后比较，在用
SNP 及硝酸酯类血压下降幅度相同时，SNP 使冠脉灌注下降，
"盗血"加重，对冠状动脉术后心内膜下血供改善不及硝酸甘油，
治疗肺动脉高压及肺内分流也不及硝酸甘油。因此，对高危冠心
病患者 SNP 不作为首选药。此外，β 受体阻滞剂或 α₁ 受体阻滞
剂 + β受体阻滞剂与上述药物有协同降压并能降低心肌耗氧作用。

137 主动脉夹层动脉瘤合并高血压应怎样治疗？

高血压患者当出现剧烈的、有时并不剧烈的持续性胸痛、腹痛时，应警惕主动脉夹层动脉瘤（AD），主动脉内膜撕裂是高血压的严重并发症之一，有 70%～90% 的主动脉夹层动脉瘤（AD）并存高血压，预后极差。未及时治疗的 AD 最初 24h 内每小时病死率约 1%，50% 在 1 周内死亡，90% 在 1 年内死亡。有 1/2～2/3 由于夹层引起瓣环扩大受累致主动脉严重反流、心衰。紧急降压主要选择静脉滴注尼卡地平 10mg + 200mL 生理盐水或 2mg 静脉内注射，再静脉滴注维持，同时辅以柳胺苄心定 100mg + 200mL 生理盐水静脉滴注；乌拉地尔 25mg + 20mL 生理盐水静脉内注射后，100mg +（250～500mL）生理盐水静脉滴注，也可用硝普钠控制血压后改口服硝苯地平加 β 受体阻滞剂。

争分夺秒地迅速降压，镇静，止痛，保持大便通畅，控制心力衰竭，尤其防止近端（Stanford A 型）夹层血肿破入心包、胸腔或腹腔。必要时行外科人造血管置换术，可能优于内科保守治疗。对远端降主动脉病变（Stanford B 型），可考虑支架介入治疗。

138 脑卒中时的降压治疗如何？

高血压患者在 24 小时内血压下降超过平时血压的 14% 左右时易发生脑梗死。由于高血压患者脑血流量自动调节范围为 90～200/60～120mmHg，过高、过低都会造成不良后果。当血压急剧上升 >200/120mmHg 时，脑血流骤升引起脑水肿。因此，在脑梗死急性期 >220/120mmHg 时应降压，如使用以利尿剂为基础的、并静脉用拉贝洛尔、依那普利或地尔硫卓。否则，过高的血压加重梗死周围缺血带的脑水肿，不利于脑梗死的恢复。紧急溶栓治疗也要及时用 CT 监控，以免发生梗死周围缺血带出血。

溶栓治疗前应保持血压稍低一些（< 220/120mmHg，>180/105mmHg），以防止由于血压过高引起出血的可能。由于急性脑卒中后最初 24 小时血压波动最大，血压由代偿性升高到逐步下降这一段时间内应严密监测血压，缓慢降压。当发现血压下降过低时，应立即扩容或采用肾上腺素 0.1～2mg/h，多巴酚丁胺 5～50mg/h，使血压回升到安全范围。当颈动脉狭窄 > 70% 时，尤其双侧均有狭窄的患者，收缩压降在 150～169mmHg 最佳，>170mmHg 或 <130mmHg 时脑卒中危险度均较高。

脑出血与脑梗死不同，脑出血根本始动原因是血压过高，必须紧急降压。严禁用任何血管扩张剂以防加重脑水肿及颅内高压导致脑疝压迫脑干，一般来说血压为 170～200/105～110mmHg 就应考虑降压。>200/110mmHg 必须立即治疗，防止出血加重，在 6～12 小时内逐步下降至≤25%。血压过低会引起同侧或对侧缺血性脑梗死。此外，蛛网膜下腔出血（SH）常因脑动脉瘤破裂所致，最初 21 天内应用尼莫地平可改善预后，降低迟发性神经功能损伤的发生率，降压可使动脉瘤闭塞，与脑梗死和脑出血不同，尼莫地平是特效药，可保护脑血管痉挛引起缺血。

139 围手术期高血压怎样治疗？

高血压患者术前有中、重度高血压或大量饮酒者，术中或术后血压常难控制，一般术后 2～12 小时有自我调节降压过程，降压治疗应对症处理（尿潴留者、疼痛、焦虑、呕吐、缺氧等）。

颈动脉剥离术后压力感受器受损或冠状动脉旁路移植术后可引起血压骤升，此时预后比一般外科手术差。由于外科手术常不能口服，只能舌下含服、经皮或静脉用药，用法因人因病而异，选择用药如硝酸酯类对气管插管所致血压升高有效；术后不排气者少用尼卡地平；心血管手术后首选硝酸酯类及 α 受体阻滞剂 + β 受体阻滞剂等。例如脑血管手术后，一项 24 例单用硝普钠及合用乌拉地尔两组降压观察发现：硝普钠组中平均剂量 3.45 ± 0.65μg/（kg·min），明显高于硝普钠 + 乌拉地尔 12 ± 0.36μg/（kg·min）（$P < 0.05$）；硝普钠组降压，心率明显快于合用组（$P < 0.05$），停止降压治疗后硝普钠组有血压反跳现象，但合用组则不明显（$P < 0.05$）。另外一项 26 例脑动脉瘤手术分两组：一组间断注射乌拉地尔每次 15 ~ 20mg，同时静脉滴注硝酸甘油；另一组直接静脉滴注硝普钠均能维持在 90 ~ 105mmHg，两组血压下降幅度相同，停用硝普钠后 20 分钟，反跳到术前水平（130mmHg），同时心率增快，而脑外科术中乌拉地尔 + 硝酸甘油明显优于单用硝普钠。

140 什么叫代谢性高血压？治疗有何特点？

原发性高血压，若合并有血糖、血脂和尿酸的异常，临床上称之为"代谢性高血压"，其发病率在原发性高血压患者中高达 60% 左右。由于肥胖、血糖异常、血脂异常都是动脉粥样硬化的独立危险因素，与原发性高血压关系密切，常相互影响，故在治疗时应一并考虑。若单纯降压治疗并不能改善相伴随的代谢紊乱，相反有的降压药还会加重代谢紊乱，致使患者自觉症状加剧，血压反复波动。

对代谢性高血压首先应考虑非药物疗法，如改变不良的生活习惯、戒烟、控制饮酒、减肥、适当的体育锻炼等，都可明显改善胰岛素抵抗、减轻动脉粥样硬化的程度、降低心血管疾病的危险性。

降压治疗时要谨慎使用利尿剂和 β 受体阻滞剂，尤其是大剂量使用。对肥胖患者应选择脂溶性药物效果更好，如福辛普利、雷米普利、尼莫地平等。若有胰岛素抵抗，可选择血管紧张素转换酶抑制剂或血管紧张素受体阻滞剂，如贝那普利（洛汀新）、氯沙坦等。或选用长效二氢吡啶类钙离子拮抗药，如氨氯地平、硝苯地平缓释剂、贝尼地平、伊拉地平、圣通平等。

另外，还应配合选用具有改善胰岛素抵抗的降糖药，如二甲双胍、苯乙双胍（降糖灵）等；如果甘油三酯高，可选用贝特类降脂药如吉非贝齐（诺衡）、非诺贝特等；低密度胆固醇脂蛋白高可选用他汀类降脂药如辛伐他汀、洛伐他汀等，亦可选用血脂康、脂必妥等中成药。

141 什么叫妊娠高血压综合征？应怎样治疗？

妊娠 20 周前的高血压 90% 为原发性高血压，其中 10% 妊娠前血压不高，但分娩后 3 个月内血压恢复到孕前的正常状态，称为妊娠高血压综合征，简称"妊高征"。妊娠时出现高血压，当血压 ≥ 160/110mmHg，蛋白尿 > 300mg/24h、有水肿、头痛等症状。在血压不十分高时，就会发生神志改变，称为"子痫"，危险性较大，因此孕妇血压 > 160/105 ~ 110mmHg 时就应住院密切观察病情的发展。治疗用药如下：

（1）α 受体阻滞剂 + β 受体阻滞剂：拉贝洛尔（一线用药）间断 15 分钟静脉注射 1 次，剂量为第一次 20mg，第二次 40mg，第三次以后每次 80mg，总量不超过 300mg，平均用量为 140 ± 10.2mg（个体差异大，20 ~ 300mg）或 1mg/kg。静脉注射作用快，减慢心率不明显，对子宫及胎心无影响，无低血压反应，均优于肼屈嗪，大剂量时个别新生儿有低血压、低体温和心动过缓反应。心肌病及心衰者不用。

（2）钙通道阻滞剂：对口服短效硝苯地平有争议，一般主张给予长效硝苯地平，但尼卡地平比硝苯地平对血管选择性更高。一项观察27例孕妇的研究显示，静脉注射2mg后，3mg/h静脉滴注，5例有心动过速（＞120次/分），8例有一过性血压下降可调整剂量或暂停，但无1例对胎儿有不良反应，因此尼卡地平临时用于先兆子痫有良效。

（3）其他：α_1受体阻滞药；乌拉地尔，安全有效，降压优于哌唑嗪；硝酸酯：优于肼屈嗪。

治疗用药注意点：

（1）血压控制不要过低或过高，目标血压：舒张压为90～100mmHg，不要过低，但当血压＞160/105～110mmHg为严重高血压，应住院观察。

（2）β受体阻滞剂。拉贝洛尔是兼有α、β受体阻滞作用的药物，降压作用显著且不良反应较少，故可优先考虑选用。美托洛尔缓释剂对胎儿影响很小，也可考虑选用，但需注意加强对胎儿的监测，警惕心动过缓与低血糖的发生。普萘洛尔为非选择性β受体阻滞剂，可导致孕妇早产、胎儿宫内发育受限、新生儿呼吸暂停。阿替洛尔可影响胎儿血流动力学状态而导致妊娠早期胎儿宫内发育受限，因此不推荐选用普萘洛尔及阿替洛尔。

（3）利尿剂慎用（先兆子痫时容量下降，利尿剂会降低子宫胎盘灌注，延缓胎儿生长）。利尿剂在妊娠期高血压疾病治疗中的价值仍存在争议。理论上来讲，利尿剂可使孕妇血容量不足，并导致电解质紊乱。但有资料显示利尿剂并不会对胎儿产生不利影响，并可使孕妇获益，专家组建议妊娠前已服用噻嗪类利尿剂治疗的孕妇可继续应用，妊娠期间发生全身性水肿，急性心力衰竭或肺水肿者也可选用，如并发子痫前期则应停止服用。

（4）钙通道阻滞剂，硝苯地平研究显示妊娠早、中期服用硝苯地平不会对胎儿产生不良影响，可用于妊娠早、中期患者。氨氯地平、非洛地平、地尔硫卓、维拉帕米，目前尚无关于此类药物导致胎儿畸形的报道，但其对胎儿的安全性仍有待论证。最新研究发现尼卡地平对于妊娠高血压患者也具有较好的有效性与安全性。钙通道阻滞剂容易使患者出现低血压，抑制分娩，尤其与硫酸镁合用时。

（5）硫酸镁常被用于子痫前期或子痫患者，具有镇惊、止抽、镇静以及促胎肺成熟的作用。现已证实硫酸镁在预防抽搐发作和复发、降低孕妇死亡率方面优于镇静药。

（6）ACE（ARB）禁用。一项 85 例孕妇研究显示服 ACEI（卡托普利、依那普利、赖诺普利）后围生期病死率高达 10%。

142 为什么要对危险因素进行综合控制？

高血压的新定义认为高血压不仅是一个血流动力学异常的疾病，而是一个渐进发展过程的心血管综合征，由多种复杂和相关因素导致。大部分的高血压病患者常常同时合并腹型肥胖、血糖和血脂紊乱等，即代谢综合征（MS），往往有几种危险因素同时存在。其他的心血管危险因素包括男性、年龄、家族史、吸烟、左室肥厚、高尿酸血症、微量蛋白尿和心率增快等，后 5 个属于可变的危险因素。这些因素相互关联，互相叠加，加速了并发症的发生和发展。

在保证有效控制血压的同时，还要尽可能地积极干预并存的其他危险因素，要将血压降低到更低的水平，如控制血糖、纠正脂质代谢紊乱、减肥等。血糖、脂质代谢紊乱的危险强度，就脑卒中而言，远比高血压弱；对冠心病而言，其强度仅次于高血压。

对高血压合并血糖、脂质代谢紊乱时，如选择理想的降压药并同时治疗血糖、脂质紊乱的费用较高，不是一般经济收入的人所能接受的。选择药物时必须考虑患者的实际承受能力，抓住最重要问题，首先必须有效降压，并注重生活方式的改善。

阿司匹林或其他抗血小板药物的应用已被证明可明显减少冠心病和脑血管病的致死性和非致死性事件的危险。根据 HOT 研究，如果血压已得到严格的控制，或者是高危冠心病的高血压患者，在没有胃肠道和其他部位出血危险情况下，推荐较小剂量的阿司匹林治疗是有益的。对于血压未控制好的高血压患者，服用小剂量阿司匹林可使脑出血的危险增加，只有在血压有效控制的前提下，小剂量阿司匹林治疗才能更多获益，阿司匹林治疗的总体效果女性获益超过男性。

143 代谢综合征的诊断标准及流行病学有哪些？

国际与国内对于代谢综合征（MS）的诊断标准有所区别。

（1）国际糖尿病联盟（IDF）关于代谢综合征（MS）的诊断标准：基本要求是中心性肥胖（对华人定义为男性腰围≥90cm，女性≥85cm）。尚有下列两个或更多成分：高甘油三酯（TG）血症（≥1.7mmol/L）或针对这种血脂异常进行过特殊治疗；低高密度脂蛋白胆固醇血症（低 HDL-C）（男性＜1.03mmol/L，女性＜1.29mmol/L）或针对这种血脂异常进行的特殊治疗；血压升高（收缩压≥130mmHg 或舒张压≥85mmHg 或已确认为高血压并治疗者）；空腹血糖升高（FPG≥5.6mmol/L）或已诊断的 2 型糖尿病。

（2）中华医学会糖尿病学分会建议 MS 诊断标准：具备以下4 项组成成分中的 3 项或全部者。①超重和（或）肥胖（体重指数 BMI≥25kg/m²）；②高血糖［FPG≥6.1mmol/L，和（或）餐后 2 小时血糖≥7.8mmol/L，或已确诊为糖尿病并治疗者］；③高血压［SBP≥140mmHg，和（或）DBP≥90mmHg，或已确认为高血压并治疗者］；④血脂紊乱［空腹血 TG≥1.7mmol/L，和（或）

空腹 HDL - C 男性 < 0.9mmol/L，女性 < 1.0mmol/L]。

流行病学调查表明，MS 的发病率在世界范围为 2.4% ~ 35.3%，我国 MS 为 15%，近年发病率有上升趋势，以老年、肥胖者多见，男性多于女性，我国 MS 合并高血压者为 75.4%。在 MS 的各个成分中，高血压对心血管系统的危害最大，其次是糖尿病。转归与高血压相类似，在西方以冠心病多见，在中国则主要是脑卒中。所以，在干预策略时，应主要关注脑卒中。

144 如何控制代谢综合征患者的血压？

由于代谢综合征（MS）的每一项指标都可以明显影响血压，并且每一项代谢异常均与动脉粥样硬化的发生密切相关。存在 MS 的组分越多（组分包括血糖、血脂、体重、血压）、其超过正常水平的程度越多，其危险性就越大。所以，对于 MS 合并高血压患者的治疗，其 MS 的诊断对高血压临床治疗有指导性意义。

（1）代谢综合征患者的降压治疗不仅要尽可能将血压控制在较低水平，而且尽可能改善胰岛素抵抗。不同种类的降压药物对改善胰岛素敏感性不同，例如 β 受体阻滞剂降低胰岛素敏感性，但兼有 α 受体阻滞作用的 β 受体阻滞剂卡维地洛则增强胰岛素敏感性。许多大规模、随机双盲临床试验的结果表明，ACEI 或 ARB 能显著减少 2 型糖尿病的新发生率，能增强胰岛素敏感性。

（2）采用健康的生活方式对改善胰岛素敏感性有良好临床效果，并具有良好的经济学效益，例如减轻体重、合理的饮食控制、适量运动等。适量运动应包括 4 个方面：①要有适当的运动方式；②要有适当的运动强度；③要有适当的运动时间；④要有适当的运动目标，并将运动列为 MS 的一线治疗，并贯穿于 MS 综合干预的始终。

（3）采用药物改善胰岛素敏感性途径，胰岛素增敏剂能有效降低代谢综合征患者的血压，有助于血压控制。噻唑烷二酮类（格列酮类）或双胍类降糖药在治疗 2 型糖尿病或糖耐量异常患者时，无论与安慰剂比较或与其他降糖药物比较，都能使收缩压与舒张压轻度下降。他汀类调脂药不但能改善血脂异常，还能改善胰岛素敏感性。

（4）代谢综合征有很高的心血管危险，仅仅降压治疗是不够的，但降压治疗却是最重要的，应尽可能地进行多重心血管危险因素的协同控制。

145 原发性高血压合并糖尿病患者降压治疗的意义如何？

我国高血压病患者接近 3 亿，估计全国糖尿病现患者数超过 1 亿。两者并发时无论血压、血糖升高多少，其在危险分层中即属于高危人群，其心血管疾病的危险性成倍增加，靶器官损害如冠心病、心力衰竭、猝死、脑血管意外、慢性肾功能衰竭的发病率、病死率明显增多。因此，积极地治疗对于降低心血管疾病病死率、病残率，提高患者生存质量，提高人群健康水平具有重要意义。

HOT 试验（高血压最佳治疗选择）亚组分析结果显示：高血压合并糖尿病患者，舒张压 ≤90mmHg、85mmHg、80mmHg 时，心血管事件发生率分别为 24.4‰、18.6‰、11.9‰，心血管事件病死率分别为 11.1‰、11.2‰、3.7‰，患者总病死率分别为 15.9‰、15.5‰、9.0‰。UKPDS 试验（英国糖尿病前瞻性研究）认为，合并糖尿病的高血压患者，严格控制血压比严格控制血糖更为重要，此类患者血压下降越多越好，降压治疗的受益也更大。

146 高血压合并糖尿病患者使用 ACEI 的效果是否更好？

血管紧张素转换酶抑制剂（ACEI）在高血压合并糖尿病患者中的效果如何，Cappp 试验（卡托普利预防计划研究）和 ABCD 试验（糖尿病患者血压恰当控制试验）为我们给出答案：Cappp 试验比较了高血压合并糖尿病患者卡托普利和常规治疗［利尿剂和（或）β 受体阻滞剂］的心血管疾病死率情况，试验对 10 985 例25～66 岁舒张压≥100mmHg 患者随访了 6.1 年，发现两组降压效应相近，ACEI 组的总死亡率、心血管事件死亡率较低，而发生脑卒中事件较常规治疗组［利尿剂和（或）β 受体阻滞剂］高。ABCD 试验则比较了依那普利和尼索地平的降压疗效和靶器官保护作用。在试验中，给予 235 例合并糖尿病的高血压病患者依那普利5～40mg/d，另外 235 例给予尼索地平 10～60mg/d 治疗。随访 5 年后发现，两组控制血压效应相似，降低患者病死率和心血管事件病死率，依那普利组优于尼索地平组。

这两个试验的结果显示 ACEI 类对高血压合并糖尿病者的效果优于其他降压药。

147 利尿剂在高血压糖尿病治疗中的效果和经济学意义如何？

利尿剂是最常用而且最廉价的降压药，SHEP 试验（临床高血压治疗策略研究）评价了利尿剂对合并糖尿病的收缩期高血压患者心血管危险因素的控制。试验对 583 例伴有糖尿病的高血压患者和 4149 例不伴糖尿病的高血压患者，给予氢氯噻嗪

12.5mg/d,随访5年。结果试验组比安慰剂组，合并与不合并糖尿病的高血压患者，所有的心血管危险事件（心脏性猝死、脑卒中、短暂性脑缺血发作、急性心肌梗死等）下降34%。研究提示：对于合并糖尿病的老年收缩期高血压患者，小剂量利尿剂是一个安全、有效的药物。需要强调的是用药时宜小剂量，大剂量可致低钾、低镁、糖脂代谢紊乱、胰岛素抵抗加重。特别是与ACEI合用时，具有加强效应。

利尿剂的效果比ACEI和钙通道阻滞剂（CCB）稍差，但仍然可以获益，提示这类高危患者积极降压的重要性和小剂量利尿剂的安全性，尤其是与ACEI和ARB的联合使用，由于其成本/效益比和成本增量/效益比均为最好，所以，具有非常良好的经济学效益。

148 β受体阻滞剂在高血压合并糖尿病治疗中的效果评价如何？

有些随机对照试验提示β受体阻滞剂的有效性，但也有证据否认了其安全性。著名的UKPDS研究（英国前瞻性糖尿病研究）比较了合并糖尿病的高血压患者使用卡托普利和阿替洛尔防治大血管、微血管并发症的疗效。试验入选血压>160/90mmHg的758例患者，其中400例给予卡托普利25～50mg，每日2次，另外358例给予阿替洛尔50～100mg/d。随访9年发现，两组患者血压均有下降，且降压幅度基本一致；与糖尿病相关的终点事件，两组发生率相似，其中急性心脏事件的死亡率在两组也无显著性差异。研究认为，两种药物对于控制血压，降低糖尿病相关大血管、微血管并发症同样有效。提示合并糖尿病的高血压患者并发症的防治，关键在于控制血压本身。ARIC试验对β受体阻滞剂的安全性产生怀疑。该试验旨在评价降压药物是否存在可以引起糖尿病的危险。试验对 12 550 例 45～64 岁、在研究初期没有糖尿病的成年人给予 ACEI、β 受体阻滞剂、CCB 和噻嗪类利尿剂。随访 6 年后发现，3804 例入选时有高血压的患者中有 569 例新出现糖尿病，8746 例入选时没有高血压的成年人中有 577 例新发糖尿病；ACEI、CCB 和噻嗪类利尿剂，药物本身没有致糖尿病的危险；而 β 受体阻滞剂使用组比未使用组新发糖尿病的概率高 28%，提示 β 受体阻滞剂有致糖尿病的可能。探讨其机制不清楚，可能与下列因素有关：①引起脂代谢紊乱，升高甘油三酯、降低高密度脂蛋白胆固醇；②加重胰岛素抵抗；③β 受体阻滞剂掩盖低血糖反应，使其表现隐匿，延误诊治。

但 β 受体阻滞剂对心脏有较多的保护作用，对合并有冠心病、心力衰竭、心肌梗死等高血压患者净效益是良好的，尤其是合并心衰时，除非有其他禁忌，否则必须使用 β 受体阻滞剂。

149 ARB 在高血压合并糖尿病治疗中的效果如何？

血管紧张素受体阻滞剂（ARB）比 ACEI 能更完全抑制血管紧张素 Ⅱ 的作用，产生降压、降低交感活性效应。既往的研究已经证实，ARB（替米沙坦）可以选择性刺激、激活过氧化物酶增殖物活化受体 γ（PPAR－γ）基因而使其明显活化，从而促进胰岛素敏感性增强，进而改善糖代谢。VALUE 试验（缬沙坦抗高血压长期治疗研究）显示，在减少新发糖尿病的效果上 ARB 优于 CCB，但对于糖尿病合并肾病（有蛋白尿）方面。最近一项研究认为 ARB 不能延长肾病患者寿命。ARB 的降压效果不如 CCB 和 ACEI，而糖尿病又要求血压下降更多，所以，ARB 往往要与其他降压药联合应用。

150 α受体阻滞剂在高血压合并糖尿病治疗中的效果如何?

目前 α 受体阻滞剂在原发性高血压患者中已较少使用,因为老年人使用时易引起直立性低血压。在 ALLHAT 试验(抗高血压和降脂治疗预防心血管事件试验)中,由于安全性差而提早终止,未能显示对合并糖尿病的高血压治疗的效果有明显的优势。

151 高血压合并糖尿病有什么特殊的治疗要求?

由于高血压合并糖尿病的危险极高,合理治疗临床受益更大,因此,对治疗的要求也有一些特殊性:

(1)常规限钠摄入,改变膳食,限制糖类,减轻体重,体育锻炼具有肯定的作用。

(2)用药应首选 ACEI、ARB,由于这两类药物可通过多种机制来影响胰岛素代谢,从而促进胰岛素敏感性增强,进而改善糖代谢。次选 CCB,长效更好,尤其是与 ACEI、ARB 联合应用有重要意义。小剂量利尿剂、β 受体阻滞剂应结合临床情况,必要时慎重使用。

(3)控制血压的目标要求更为严格,比其他高血压患者的血压降至更低,要求 < 130/85mmHg,但低于 120/80mmHg 后不再受益,还可能因种种原因而导致死亡增加。

152 **高血压合并糖尿病患者目标血压的个体化选择如何?**

糖尿病患者出现心血管疾病的风险很高,适当的降压可以降低心血管疾病风险。美国糖尿病学会建议,对于大多数糖尿病患者,目标血压为 140/90mmHg,并强调需要对每个患者个体化地选择目标血压,而《美国高血压指南》则建议目标血压为130/80mmHg。2018 年《欧洲高血压指南》则将年龄纳入考虑因素,建议高血压合并糖尿病患者,目标收缩压设定在 130mmHg,如果可以耐受则进一步降低,而 65 岁以及以上的老年人,如果可以耐受,目标收缩压应设定为 130 ~ 140mmHg。

2018 年《中国高血压防治指南》继续沿用 2010 年的《中国高血压防治指南》的标准,建议一般糖尿病患者的血压目标值小于 130/80mmHg,老年和合并冠心病的糖尿病患者血压目标值小于 140/90mmHg。目前多个指南对高血压合并 2 型糖尿病患者目标血压的选择并不一致,主要是由于目前研究证据有限且有争议。

早期一篇荟萃分析支持血压为 140/90mmHg 或更高的糖尿病患者,将血压降低到 140/90mmHg 以下。为了评估更低的血压目标是否合适,学术界特别关注 ASCCORD – BP 试验(糖尿病患者心血管危险因素控制行动 – 血压试验)。该试验入选心血管事件高危的 2 型糖尿病患者,对比目标血压收缩压高于 140mmHg 和目标收缩压低于 140mmHg 两种降压强度的结局,结果发现两组心血管事件发生率尤其是心血管年死亡率并无差异,而强化组副作用更大。在 HOPE – 3(心脏结局预防评估 – 3)研究中 6% 的受试者患有糖尿病但没有糖尿病并发症,仅仅在基线收缩压在最上的 1/3 分组(收缩压 > 143.5mmHg)的受试者中,通过坎地沙坦可和氢氯噻嗪的固定复方制剂可以降低心血管事件的风险。

153 钠 – 葡萄糖共转运蛋白 2 抑制剂（SGLT2i）是一种新型降压药吗？

钠 – 葡萄糖共转运蛋白 2 抑制剂（SGLT2i）是一种新型的口服降糖药物，该类药物在国外多个国家已经上市并得到越来越广泛的临床应用。在正常情况下，肾小球滤过 160 ~ 180g/d 的葡萄糖到肾小管中，但基本被重吸收。当血糖浓度超过肾糖阈（即血液中的葡萄糖从肾脏排出的阈值，用 mmol/L 表示，超过这个数值，葡萄糖即可排出，低于这个数值则葡萄糖不能排出）越多，从尿中排出的葡萄糖就越多。SGLT2i 可选择性抑制肾脏葡萄糖的再吸收，以增加尿液中葡萄糖的排泄，从而降低血糖水平，对正常血糖患者则无明显降糖效果，所以，一般不引起低血糖反应。

研究表明，无论单药还是与其他药物联合治疗，对糖尿病患者 SGLT2i 还有降血压、减轻体重、减少尿白蛋白、降低血尿酸、升高高密度脂蛋白胆固醇（HDL – C）、降低甘油三酯（TG）及低密度脂蛋白胆固醇（LDL – C）等额外获益。尤其是在治疗心力衰竭方面，不管是否合并糖尿病，均可显著降低心力衰竭患者的死亡及再住院，已成为慢性心力衰竭治疗的第四种重要的药物，使心力衰竭的金三角（即三种作用机制不同的最为重要的药物）变为金四角（即四种作用机制不同的最为重要的药物）治疗。同时，无论是 meta 分析、随机对照研究，都证实 SGLT2i 存在心血管保护作用，且安全性良好。达格列净单药或联合治疗 24 周，患者收缩压和舒张压分别降低 4.4mmHg 和 2.1mmHg，尤其是在 β 受体阻滞剂或钙离子拮抗剂治疗的基础上，加用达格列净，血压可进一步下降 5.13 ~ 5.76mmHg，如果与噻嗪类利尿剂联合应用，血压则下降约 2.38mmHg。所以，SGLT2i 尤其适用于高血压合并糖尿病、心力衰竭的患者。

目前主要有达格列净、卡格列净、坎格列净、恩格列净、埃格列净、索格列净等。所以，新型降糖药 SGLT2i 也是一种新型的降压药，能控制心血管疾病的多重危险因素，在心血管疾病领域正在发挥重要的作用。

154 高血压的心血管危险性及治疗的经济学评估如何？

高血压患者心血管并发症（如脑卒中、心力衰竭和心肌梗死等）的危险性主要决定于血压水平，同时也受到其他危险因素的影响，临床试验也证实心血管疾病（CVD）绝对危险决定了抗高血压治疗的获益机会以及对降压药物的选择，例如对很低危的高血压患者进行药物治疗，药物的不良反应与治疗效果相互抵消，净效益可能为零，反而造成不必要的资源和经济浪费。而对高危患者只要降低血压，就能获得良好效果。中国高血压的预后主要是脑卒中，单纯降压预防脑卒中效果良好，而预防冠心病则需要干预更多的其他危险因素，也就是需要更高的成本。

抗高血压治疗的同时是否应用他汀类和阿司匹林，应在评估 CVD 和冠心病（CHD）绝对危险后方可进行，因为他汀类和阿司匹林的不良反应较降压药更多，其效果主要是预防冠心病（心肌梗死），而预防脑卒中的效果不明显，尤其是他汀类药物价格较高。

155 如何评价高血压患者绝对危险的重要性？

高血压患者的绝对危险主要包括脑卒中、心肌梗死、心力衰竭和肾功能衰竭。抗高血压治疗可减少所有心血管并发症危险的

25%，获益机会是由发生心血管并发症绝对危险和相对危险减少的乘积来决定；因为在所有临床试验中心血管疾病（CVD）事件的相对危险减少均类似为25%，而绝对危险与治疗获益间呈直线相关性。因此，在治疗高血压时，是CVD绝对危险而不单是高血压本身决定了获益的可能性。如对10%的低危患者25%获益机会，效益为2.5，如对30%的高危患者同样是25%获益机会，效益为7.5，是前者的3倍。如果是同样的投入，同样的获益机会，效益则完全不同，治疗高危高血压患者的绝对获益和成本/效益最佳，即使投入较高的成本也物有所值。

所以，中危、高危高血压患者是治疗的主要对象，对低危高血压的患者进行药物治疗首先应评估风险/效益比后才进行，改善生活方式才是主要措施。

156 如何评价抗高血压治疗的危害性？

抗高血压治疗与其他治疗一样，有得也有失，其危害性尽管少见而轻微，但仍具有某些严重的不良反应，甚至还有致命的危险，如ALLHAT试验中赖诺普利引起神经血管性水肿而导致死亡1例。利尿剂和β受体阻滞剂，可引起糖脂紊乱，利尿剂还可以致低血钾，而且对于心血管疾病（CVD）低危和高危患者发生不利反应的机会均相等。所以，对于一级高血压患者首先进行生活方式的干预，尽量避免不必要的药物治疗，但是抗高血压治疗的获益远远大于抗高血压药物的不良反应，抗高血压药物的不良反应如果早期发现并调整药物治疗，抗高血压药物的不良反应是可以减少和避免的。所以，笔者建议根据相关指南指导高血压患者尽早治疗并早期达标。

157　对高危高血压患者是否应尽早治疗？

对任何高危高血压患者如糖尿病、心肌梗死、冠状动脉旁路移植（搭桥）术、心绞痛、脑卒中或短暂性脑缺血、周围血管病或动脉瘤、动脉硬化性肾病的患者，有靶器官损害如左室肥厚、心力衰竭、蛋白尿或肾损害并有心血管疾病（CVD）高危的患者，即使血压轻度增高（≥140/90mmHg）均应尽早地进行抗高血压治疗。治疗轻度高血压也可使老年患者（>60岁）获益，因为血压（收缩压>120mmHg）与脑卒中危险呈连续的线性关系，当血压长期≥160/100mmHg者具有更高的 CVD 高危性。抗高血压可预防 2 型糖尿病患者的微血管（如肾病、视网膜病）和大血管并发症。因此，不管是否存在绝对危险因素，伴有轻度高血压的 2 型糖尿病患者均应尽早治疗，轻度高血压的 1 型糖尿病常有糖尿病肾病，也应进行常规抗高血压治疗，而且要求血压降得更低（<130/80mmHg）。

158　如何评估高血压的危险性？

评估高血压病的危险性，不仅要看血压的绝对值，还包括权衡心血管疾病（CVD）的所有主要危险因素，如 Framingham 这样大型前瞻性流行病学衍生的危险公式采用了年龄、性别、收缩压、糖尿病、血脂紊乱、肥胖、缺乏体力运动、微量蛋白尿、早发心血管疾病家族史、吸烟史，以及左心室肥厚（LVH）等来计算 CVD 和冠心病（CHD）的危险，使临床医生能早期正确地预测高血压患者的绝对危险。

由于高血压病患者存在种族差异，故各个国家对高血压危险性的评估和治疗目标也存在差异，在英国 CHD 和 CVD 危险在数量上并不相等，其比率为 4∶3。《英国高血压指南》推荐高血压的治疗目标不超过 10 年期间 CHD 危险≥15%，等同于 CVD 超过 10 年≥20%。在中国高血压患者中 CVD 危险中主要是脑卒中，而不是 CHD，脑卒中与心肌梗死之比为 5∶1。高血压的治疗目标是超过 10 年 CVD 危险≥20%，而不是 10 年期间 CHD 危险≥15%。

159　怎样正确评估自己的血压？

以自我感觉来估计血压的高低是一种错误而危险的方法。高血压患者症状的轻重与血压高低和危险性程度不成正比。血压很高，却可能没有症状，如大部分的脑卒中和部分心肌梗死患者在发病前可能没有任何症状或只有轻微症状；相反，有些人血压仅轻度升高，症状却很明显。每个人对血压升高的耐受性不同，脏器损害程度有时与血压高低也不平行，血压太低也有头痛、头晕。因此，凭自我感觉来估计血压的高低，往往是错误甚至是危险的，容易延误治疗。正确的做法是定期测量血压，血压稳定者每 1 ~ 2 周测量 1 次，血压不稳定是甚至每日测几次，有症状时及时测量。

160　如何选择服药时间？

多数高血压病患者的血压在清晨醒后血压变得较高。传统的每日 3 次的服药方法没有考虑患者的血压变化规律，只是单纯地考虑降低血压，结果使清晨时的血压控制不理想，而下午和夜间的血压常偏低。最好的服药方法是根据自己的血压变化规律（24h 动态血压）以及药物的半衰期决定服药时间，以达到较好的谷/峰比值，使 24h 的血压相对稳定，这样才能较好地预防心血管事件的发生。如长效制剂多数适合每日清晨醒后 1 次性服药，可有效地防止清晨醒后的血压剧烈变化，使血压处于比较平衡的状态，因此效果较好。

161 如何看待降压速度和降压水平？

有些人错误地认为一旦发现高血压，特别是有症状的高血压，甚至忽视一些必要的检查，就立即要求开始降压治疗，以求尽快把血压降到正常范围。其实，降压过快、过低并不是正确的方法。一些高血压患者希望血压降得越快越好，这种认识是错误的。如舌下含服硝苯地平（心痛定）时，血压降得过快或过低，会使患者感到头晕、乏力，还可诱发脑血栓形成、加重心肌缺血等严重后果。因此，除急症高血压外，一般 2 ~ 8 周使血压达标即可。在大规模临床试验中指的早期降压是 2 ~ 8 周使血压达标。60岁以上的老年人，一般均有不同程度的动脉硬化，这样患者偏高的血压（＜150/90mmHg）反而有利于心、脑、肾等脏器的血液供应。2018 年《中国高血压防治指南》中对大于 80 岁的老年人血压要求降到 ＜150/90mmHg 即可，如能耐受，可进一步降低；对于糖尿病、肾功能不全者同样要求血压下降到 ＜140/90mmHg。如果不顾年龄及患者的具体情况，而一味要求降压到"正常"水平，势必影响上述脏器的功能，反而得不偿失。正确的做法是根据患者的年龄、脏器的功能情况，逐步将血压降到适当的水平，特别是脑卒中急性期，不可盲目降低血压。

162 为什么要重视高血压患者的综合治疗？

在治疗高血压病时，单纯依赖降压药，忽视综合性的治疗，尤其是忽视改善不良生活方式，这样往往疗效较差，或者需要更多地服降压药。高血压的病因复杂，往往伴有多种心血管的危险因素，治疗也需要采取综合性的措施，否则就不可能取得理想的治疗效果。除选择合理的降压药物外，尽量干预已知存在的可变危险因素及改变不良生活方式，如饮食宜少盐，适当参加文体活动，避免情绪激动，保证充足睡眠，肥胖者应减轻体重等。同时应根据个体的血脂水平和血液黏稠度，适量服用降脂药，以减慢心脑血管动脉粥样硬化速度。血液黏稠度过高的患者发生脑梗死的可能性大，应养成适量多饮水的习惯，同时服用一些抑制血小板凝集的药物，如阿司匹林等，这样可减少脑血栓形成、心肌梗死。

163 高血压患者降压效果差的原因有哪些？

有的高血压患者，服药几个月，血压下降不理想或不稳定，其主要原因如下：

（1）对高血压的危害和长期治疗的必要性认识不足，不按医嘱服药、未坚持服药，以自觉症状的有无和轻重随意增减药物及剂量。对策：加强健康教育，让患者自己高度重视，认真对待。

（2）忽视原发病的治疗。继发性高血压约占高血压的5%～10%。在高血压的诊断时，要尽量查清原因和相关的原发疾病，尤其是对于发病年龄较轻，突然血压增高者，应考虑继发性高血压。

（3）因知晓率低，对高血压的诊断、危害认识不清，而未能接受及时治疗或不规则治疗，对降压要求了解不足，以及未能选择最适合的药物来接受合理治疗等。

（4）高血压患者除血压过高外，往往还伴有多种代谢紊乱症，这些代谢紊乱症并非对任何药物的反应都是一致的。实际上，在各种特殊靶器官损害机制中，除许多共同机制外，特殊器官可能还有自己独特的损害机制，从而导致不同药物在同样降压的前提下，效果不同。例如在对比 β 受体阻滞剂对脑卒中影响 ASCOT 试验（盎格鲁 - 斯堪的纳维亚心脏终点试验）的研究中，β 受体阻滞剂不如其他降压药的作用好（RR = 1.2）；而对比血管紧张素转换酶抑制剂（ACEI）与其他降压药的疗效研究（PRO-FESS 试验）结果则显示，ACEI 更优（RR = 0.72）；有关 ARB 与钙通道阻滞药（CCB）治疗糖尿病肾病及心肌梗死疗效的研究显示，ARB 优于 CCB。

（5）用药不当。不同的高血压患者，临床情况不同、药物的依从性不同，对药物的选择不同，其疗效也不同。抗高血压药物种类繁多，机制复杂，价格悬殊，各有特色，贵药未必效果就好、不良反应少，只有最好的选择，没有最好的药物。不要喜新厌旧、道听途说和迷信广告。原则是以较小的剂量达到目标血压，约 60% 的患者需要联合用药。

（6）忽视健康的生活方式，过分依赖药物治疗，未消除诱因。所有的高血压患者，都必须采取健康的生活方式，其是一种经济有效的降压措施，采用健康的生活方式，可使血压下降 5 ~ 10mmHg，甚至更多。

164 为什么有些患者采用固定剂量的复方降压药?

有 60% 左右的中、重度高血压患者单用 1 种降压药，不能使血压达标，需要用 2 种或 2 种以上降压药。所以为了方便患者服用，把 2 种或几种常用的降压药混合在一起，制成复合片剂。

复合制剂由于降低了生产成本，因此价格就降低了，具有更好的经济学效益；同时也方便患者服用；此外，两种药合在一起，还能相互纠正不良反应。复合制剂中的每种药物，剂量一般都较小，选择具有较好相同作用的几种药物，所以不良反应较少。复合制剂的缺点是，因为制剂中几种药的剂量是固定的，如果患者需要增加或减少其中一种药的剂量，那就不可能了。

例如我国的复方卡托普利片就是卡托普利与氢氯噻嗪合在一起的复合片剂。卡托普利是血管紧张素转换酶抑制药，与氢氯噻嗪一起应用时，具有较好的相同作用和互补作用，降压疗效明显提高，同时不良反应减少。小复方制剂是我国特有的，1964 年首先由上海市高血压研究所研制的是复方降压片，后来不断出现许多小复方制剂。例如珍菊降压片、复方罗布麻片、北京降压 0 号等。这些小复方制剂，都有 2~3 种降压药，其中一种都是利尿降压药氢氯噻嗪。有些制剂还含有中药，就以中药命名，例如珍菊降压片、复方罗布麻片等。有些制剂中还含有镇静药和维生素等，例如复方降压片，能帮助患者改善睡眠。小复方制剂降压作用缓和，适用于血压轻度升高的高血压患者。

这类降压药尽管使用的时间较长，临床应用广泛，也受到不少患者和医生的采用，但是其毕竟缺乏大规模、多中心、随机双盲临床试验的有力证据，所以，需要慎重选择，合理使用，尤其是对一些高危高血压患者，更需谨慎使用。

165 如何防治儿童和青少年高血压？

第一，饮食和行为控制。①减轻体重，血压升高患儿多有超重，减轻体重可以降低血压；②减少钠盐摄入，建议尽量食用新鲜食物，控制钠盐用量为每日 5g 氯化钠；③增加运动量，有氧运动可以提高心血管功能，降低儿童血压值。第二，目前治疗成人高血压的药物也用于儿童和青少年。我们建议采用长效制剂和不良反应少的药物。

166 如何关注高血压患者的心率？

交感神经过度激活是高血压重要的发病机制之一，循证医学

和荟萃分析显示 β 受体阻滞剂具有明确的降压疗效和心血管保护作用，支持 β 受体阻滞剂在高血压治疗中降压地位，可作为初始和维持用药的选择。β 受体阻滞剂尤其适用于交感神经活性增高及高动力状态的单纯高血压患者，伴有快速性心律失常、冠心病、慢性心力衰竭的高血压患者。对各类高血压患者均要进行血压和心率管理，血压达标的同时，应关注心率达标。

167　血压变异性是否是一个新的重要危险因素?

血压不是永恒不变的，在脑力或体力活动、睡眠中，血压都时刻波动，并存在个体差异，随时因自主神经调节、激素调节、肌肉收缩、环境因素刺激而变化。随着对血压变异性增高与动脉传导性对心脏事件的认识加深，年龄较大者特别容易遭受日间血压变异和季节血压变异性增高不良影响，发生脑卒中或心脏事件的风险增高。所以血压变异性是一个新的重要危险因素，控制血压的同时，要降低血压的变异性，尽量使用长效降血压药物。

第七章

高血压与脑血管疾病

脑卒中分成两大类，即缺血性脑卒中与出血性脑卒中。

脑卒中发生最为常见的病理基础是脑动脉硬化。

高血压是脑血管病的首要而且是最强烈的危险因素，尤其是出血性脑卒中，高血压是其唯一的独立危险因素。

老年人最容易患脑卒中。

合理的控制高血压即可有效控制脑卒中。

脑卒中的预防包括一级预防、二级预防、三级预防。

合理的饮食对于预防脑卒中也极为重要。

168　脑卒中有几种类型?

脑卒中大体上分成两大类,即缺血性脑卒中与出血性脑卒中。缺血性脑卒中是由脑血管内血栓形成,阻塞了脑动脉,影响了脑组织的血液供应,或者血液内有栓子,随着血流阻塞了相应管径的血管,造成了脑组织缺血。如某些心脏病患者心腔内的血栓脱落后,其栓子随着血液流阻塞了相应的脑动脉,阻断其血流。此外,有时脑血管可以没有真正堵塞,只是由于脑血管痉挛,或动脉内的微栓子脱落及脑动脉周围组织压迫动脉造成短暂的脑缺血发作,俗称"小卒中"。而出血性脑卒中是一种脑内血管破裂,血液流出到脑内,局部形成脑血肿,又称脑出血;由于大脑浅表部位的血管破裂,血液溢出到脑表面的蛛网膜下腔或脑室内,称为蛛网膜下腔出血。

169　脑卒中发生的病理基础是什么?

脑卒中发生最为常见的病理基础是脑动脉硬化。脑动脉硬化可以造成脑动脉管腔狭窄并且粗糙,血小板黏附、聚集性增加,容易发生阻塞,硬化使其动脉壁失去弹性,在血流的长期冲击下变薄,致使局部形成囊性或梭形扩张,即所谓"动脉瘤"。这种动脉瘤特别容易破裂而发生出血。脑卒中的发生通常需一些诱因,这些诱因包括血流动力学的变化和血液成分的改变两方面。一方面,血压最为重要:如果血压过低,也会因血流缓慢而造成动脉系统远端的缺血。这些因素若是发生在动脉硬化的人身上,就容易引起缺血性脑卒中。另一方面,如果在心脏排出血量增高的情况下,血压骤然升高,有可能引起原已存在的脑动脉瘤的破裂,而发生出血性脑卒中;血液成分的改变对于脑卒中的发生也极为重要，如果血液中的有形成分如血脂、红细胞、血小板发生改变，将会造成血液黏稠度升高，这时的血液在通过动脉硬化的狭窄的血管时极易发生堵塞，发生缺血性脑卒中。

170 高血压对于脑血管的危害性是怎样的？

高血压是公认的脑血管病的首要而且是最强烈的危险因素，无论是收缩压还是舒张压升高，均对脑血管病的危险性都很大。在我国80%的脑血管病患者发病与高血压有关，统计表明，86%的脑出血和71%的脑梗死患者都有高血压病史，高血压发生脑血管病的概率是血压正常者的4倍。无论是缺血性脑血管病还是出血性脑血管病的发生均与收缩压、舒张压和平均动脉压呈直线关系。血压控制不佳或不恰当地使用降压药引起血压波动等，都容易引起脑血管病。研究表明，高血压是脑血管病最主要的独立危险因素，尤其是出血性脑卒中，高血压是其唯一的独立危险因素。有效控制高血压可以显著降低脑卒中的发病率和死亡率，对脑血管病患者适当降低血压，可以明显地降低致死性和非致死性脑卒中的复发率。由此，高血压与脑卒中的发病、复发都有紧密关系，是各种类型脑卒中产生的主要诱因。

171 如何避免血压波动过大？

高血压患者平时要注意避免引起血压剧变的因素，如不要参加容易引起精神高度兴奋的活动；在冬天要注意保暖，以避免寒风侵袭引起的血管突然收缩；要避免吸烟，因烟中的尼古丁可导致血管痉挛；要预防便秘，因便秘造成患者排便用力，易使血压升高；要节制性生活，因性生活会引起血压急剧上升。失眠、紧张、颈椎病发作均可导致血压明显升高。此外，还要预防低血压，如出现头晕、眼花、恶心、眩晕等。

172 何谓动态血压？如何判定其结果和意义？

动态血压是指一般白天每 30 分钟测量一次并记录血压，夜间每 1 小时测量一次并记录血压，连续共 24 小时。动态血压正常结果判定：24 小时平均值＜130/80mmHg，白天平均值＜135/85mmHg，夜间平均值＜125/75mmHg。正常情况下，夜间血压均值比白天血压值低 10%～15%。临床意义：判定血压水平、昼夜节律状况。因血压与心脑肾靶器官损害程度间有较好的相关性，故可推测其预后。此外，还可用于诊断白大衣性高血压、隐匿性高血压、顽固难治性高血压、症状性高血压或低血压，较普通测量血压更能真实地反映患者的血压水平。可根据血压高峰与低谷的时间，选择不同作用时间的降压药物及调整服药时间，更有效地控制血压，减少不良药物反应。

173 如何看待家庭自测血压？

随着电子血压仪质量的提高和价格的下降，电子血压仪已经成为常用测压方式，最好选择经过国际标准方案认证合格的上臂式家用自动电子血压计，尽量避免使用腕式血压计、手指血压计及水银柱血压计。家庭自测血压对于评估血压水平以及血压升高的程度，评价药物的效应，改善患者的依从性，增强患者主动参与治疗均具有独特优点，并且重复性好，尤其对于白大衣性高血压和隐匿性高血压。缺点是带有主观性，即报告可发生偏差：患者无意中选择较高或较低的血压报告医生，干扰了医生判断性，从而影响其治疗方案的调整。精神高度焦虑患者，不建议开展家庭血压监测。一般来说，在排除外界因素干扰后，家庭自测血压一般低于诊室血压，正常上限参考值为 135/85mmHg，相当于诊室血压 140/90mmHg。一般每日早晨服药前和晚上测量血压，每次测 2 次，误差超过 6mmHg，则测量 3 次取平均值。在正确测量血压的基础上，按最新指南规定，普通高血压患者的血压应降至 140/90mmHg 以下，超过 80 岁的老年人的收缩压应降至 <150mmHg，有糖尿病或肾病患者的血压应降至 <130/80mmHg。

174 怎样看待高血压引起脑卒中？

长期的高血压可导致脑小动脉管壁发生病变：管腔狭窄、内膜增厚、血管壁弹性减退、血管硬化，直至脑血管进一步狭窄或闭塞时，产生脑组织缺血、缺氧的脑血栓形成。高血压还可引起微小动脉瘤，当血压骤升时，可使已经变硬而脆弱的脑血管破裂，发生脑出血。研究发现，收缩压与舒张压的升高都与脑血管病的发病及死亡率有直接关系，但收缩压与脑卒中的关系比舒张压更密切。收缩压 >150mmHg 者，发生脑血管病的相对危险性是收缩压 ≤150mmHg 的 28.8 倍，而舒张压 >90mmHg 者，是舒张压 ≤90mmHg 的 19 倍。

175 高血压易引起脑出血吗？

高血压是脑出血最常见、最强烈的，而且是唯一的独立危险因素。脑出血患者患有高血压的约占 95%。资料表明，随着收缩压的增高，脑出血的发病率也逐渐增加。体力活动、精神紧张等诱因造成血压进一步升高，当血管内压力超过了血管承受力，血管破裂产生脑出血。由于长期高血压，血管承受较大的冲击，血流长期作用于脑动脉内膜表面，可造成内皮细胞的损伤、脱落或通透性增加，血压升高可在动脉分叉部和狭窄后的扩张部出现涡流，导致内膜损伤和动脉粥样硬化，在脑内的动脉中可形成微型动脉瘤。据研究，微型动脉瘤多发于 50 岁以上，其受损动脉直径多在 $100 \sim 300 \mu m$。微型动脉瘤的产生是在高血压的持续作用下，导致动脉管壁本身结构改变，动脉壁的强度和弹性降低，引起血管壁薄弱部位向外隆起，而形成的囊状微型动脉瘤。当血压突然升高时，可引起微型动脉瘤的破裂而造成脑出血。

176　血压不高也会发生脑出血吗？

尽管高血压是脑出血最强烈的而且唯一独立的危险因素，但是也有部分患者血压不高也会发生脑出血，其脑出血的原因不是由高血压直接引起，而是由血管壁和血管结构的异常，以及血液成分的变化所导致，主要见于脑血管畸形、脑动脉淀粉样变性、脑肿瘤、血液病等原因。脑血管畸形是较常见的原因，约占非高血压性脑出血患者的 1/4，脑血管畸形以动脉畸形多见，这些血管形态走行极不规则，常有节段性扩张，血管壁的弹力纤维不连续，血管平滑肌发育不良，甚至完全由弹性差的纤维组织所代替，故容易破裂。其次，脑动脉淀粉样变性，其是自发性脑叶出血的常见原因，约占脑出血的 5% ～ 10%，由于血管壁间质的淀粉样变性，造成血管壁变脆、弹性变弱。其他如脑肿瘤、凝血障碍、再生障碍性贫血、血小板减少性紫癜、血友病、真菌性脑动脉炎、钩端螺旋体病性脑动脉炎等，均可诱发脑出血，共占 10%。

177　为什么老年人易患脑卒中？

由于动脉硬化是脑卒中发生的最常见的基本条件，随着年龄增长，动脉硬化在生理和病理性因素的相互作用基础上逐渐发生。这是一个较漫长的过程，一般可以认为，每一位老人都可能产生动脉硬化，只是发生早晚和程度不同而已。没有易患因素的老年人，随着年龄增长，动脉壁也会因生理性退化而发生变性，包括纤维组织增生、脂肪和钙质的沉淀等，故也将出现动脉硬化。脑卒中就是在脑动脉硬化的基础上，在某些诱发因素的作用下发生的，如用力大便引起血压升高；高血压是脑卒中的最强烈的危险因素，也是容易控制的危险因素，深度睡眠中血压偏低、心脏排血量减少；创伤、手术及感染造成血液黏稠等，均可引起脑卒中。因此，老年人容易患脑卒中既有生理因素也有病理因素。

178 脑卒中与性别有关吗？

统计表明，性别也与脑卒中发病率有关。无论在生活中或在住院患者中，男性患者也明显多于女性患者：在日常生活中男性脑卒中的危险性较女性略高，但差别并不是非常明显。在我国，城乡脑卒中流行病学调查显示，男女发病率之比为1.3:1~1.5:1。但男性脑卒中的病死率较女性高23%~115%。我们可以根据这些规律适当加强对老年男性的保护，特别是脑卒中后预防卒中的复发，加强康复锻炼，控制血压及其他并存的危险因素至关重要。

179 怎样防止直立性低血压？

许多脑卒中患者长期卧床，并且长期服用降压药物，他们在起床时容易发生低血压，表现为头晕、黑矇或晕厥，称为直立性低血压。为了预防直立性低血压发生，要注意以下几点：①适当锻炼身体，尽量缩短卧床时间，服用降压药时注意分别监测卧位和站立位血压。②起床前可先屈伸下肢，增加肌肉的张力，促进静脉回流，起床时尽量减慢体位变换速度，或分段改变体位，如先在床上坐数分钟，再扶物缓慢站起。③如无高血压等禁忌证，饮食不要太淡，可适量饮用淡盐水增加血容量。④在联合用药、服首剂药物或加量时，尤其是在服药后最初几小时应特别注意，一些药物对改善直立性低血压有作用，需要在医生的指导下服用，要注意其副作用及禁忌证。⑤夜间起床大小便最容易引起直立性低血压，故夜间最后不如厕大小便，在床边小便为宜。如果出现直立性低血压发作，要立即使患者平卧，抬高脚部，按摩四肢肌肉，促进静脉回流。对于发作持续较长而神智不清楚的患者，可按压或针灸百合、人中、十宣，必要时皮下注射升压药。经过处理后，一般在数分钟后即可恢复正常。

180 日常生活中怎样预防脑卒中?

在日常生活中预防脑卒中应注意以下几点：①保持心情愉快，避免情绪紧张。生活有规律，按时作息，保证充足的睡眠，保持情绪稳定，避免外界刺激而发怒。②养成良好的生活方式，要合理饮食，避免追求高热量、高营养，导致营养过剩，加重了脑动脉硬化。从营养学的角度出发，推荐"两高三低"饮食，即高蛋白、高纤维素、低糖、低脂肪、低盐，其中低脂肪是指动物脂肪，其可使血脂升高，引起动脉粥样硬化，增加脑卒中发生。而食盐过多，可引起水钠潴留，血压升高，长时间血压升高诱发脑卒中，故应低盐饮食。③戒烟限酒，加强体育锻炼，增强体质，每日坚持散步、体操或打太极拳运动，以增强体质，防止脑卒中，并参加一些娱乐活动，如琴棋书画、听音乐等可锻炼大脑，防止脑动脉硬化。④避免过饱、久坐、便秘、腹胀等，这些因素可以影响心肺功能，造成大量血液涌集到肠胃，使脑供血相对减少，容易诱发脑卒中。精神紧张时，体内肾上腺素分泌增加，血管收缩，血压进一步升高，容易发生脑卒中。保持大便通畅，定时大便，多吃蔬菜和水果，不要吃辛辣、油炸食品。避免便秘，因便秘时要用力挤压，腹腔压力过大，造成血压升高、脑血管破裂。

181 怎样预防高同型半胱氨酸血症？

对于那些高同型半胱氨酸血症患者，增补叶酸、维生素 B_{12} 和维生素 B_6 是最常用、最经济和最有效的方法。研究发现叶酸可以降低新生儿神经管畸形和先天性心脏病的发病率。长期应用叶酸和维生素 B_{12}，可以使动脉粥样硬化患者的存活率提高 6% ~ 10%。但研究也同时发现应用叶酸、维生素 B_{12} 和维生素 B_6 虽能有效降低血浆高半胱氨酸水平，但对已发生严重病理变化者逆转难度较大。故对于高同型半胱氨酸血症者，要着重于早期预防，及早补充叶酸、维生素 B_{12} 和维生素 B_6 是早期有效预防的方法。

182 何谓脑卒中的一级预防？

脑卒中的一级预防为消除尚未发生脑卒中患者的病因，达到最大限度减少发生脑血管疾病的目的。积极地治疗高血压病极为重要，因为高血压病是终身疾病，需要终身治疗。指南建议，任何年龄的血压以控制在（120 ~ 130）／（80 ~ 85）mmHg 为理想。要适当运动、合理饮食、控制情绪。对于糖尿病患者也要积极治疗，使糖尿病患者自己学会测血糖，掌握饮食定量，掌握降糖药，进行合理运动。对于冠心病患者要掌握预防治疗冠心病的知识，戒烟限酒等，以达到减少发生脑血管病的目的。

183 何谓脑卒中的二级预防？

脑卒中的二级预防是指对于已经发生短暂脑血管缺血和小卒中的患者进行预防，具体指及时处理短暂脑血管缺血发作、及时控制血压，有针对性地使用抗血小板凝聚药物，及时发现和消除脑血管病危险因素，积极查找诱因，对于患有心脏病合并心脏血栓的患者要进行抗凝治疗，以防栓子突然脱落造成脑栓塞。对于脑外大血管如颈动脉等部位有明显动脉硬化斑块患者，要进行相应的治疗以免斑块脱落造成脑栓塞。故对待短暂脑血管发作，就要像对待急性卒中一样，防止其发展成为脑卒中。如发现有小卒中或腔隙性脑梗死，要查明原因，及时治疗。

184 何谓脑卒中的三级预防？

脑血管病的三级预防是指已经发生了脑血管病，要进行积极地预防病死、病残及预防复发。对于三级预防的患者要尽快送往医院，因为时间就是生命，而卒中发生后 6 小时以内开始治疗患者的致残率最低，故要争分夺秒。为了最大限度地减少病死、病残和复发，要从急性期开始全面地治疗和监护，防止病情扩展。

185 如何预防脑出血的复发？

由于高血压、动脉硬化是脑出血的重要危险因素，过度兴奋、激动、便秘、酗酒是脑出血的常见诱因，故预防脑出血的复发就是要重点控制上述危险因素和诱因：积极防治高血压病和动脉硬化症，不仅可以有效地预防脑出血的复发，而且也有效地降低脑出血的发生率、死亡率。具体措施：①坚持服药，使血压保持在安全理想水平，收缩压在 150mmHg 以下。当有高血压性脑病或有出血倾向时，要及时积极治疗，以免导致脑出血。②食量适度，少食含胆固醇高的食物，防止过胖，忌烟。③生活规律，避免情绪激动，多食新鲜蔬菜、水果。避免用力。因严重的咳嗽、便秘和性生活均可使脑出血再发，故在生活中要注意，不可忽视。④循序渐进，锻炼肢体不可过急过早，不可剧烈和粗暴。

186 脑卒中后需要坚持服药吗？

随着医疗条件的改善和技术水平的提高，脑卒中抢救的成功率也有了很大的提高。然而，第二次发生脑卒中的现象仍十分严重：许多脑卒中患者虽然经抢救转危为安，但却由于再次出现脑卒中而导致了死亡或难以恢复的后遗症。归根到底，引起第二次脑卒中的原因很多，如饮食习惯、情绪激动、气候变化、劳累过度等，但其中还有一个最为主要的原因是服药不当或未能坚持服药，主要是至今仍有许多患者还未充分认识到脑卒中恢复期服药的重要性和服药的常识。故脑卒中在恢复期不仅需要用服药，而且还必须正规服药。

187 脑卒中服药的误区有哪些？

发生脑卒中后，有些患者常有些误区，归纳如下：①脑卒中是阶段性的，患者症状减轻了就可不吃药了。②脑卒中康复期治疗的目的不明，上次脑卒中"治好"就可停药，忽视了长期用药，防止再次卒中发生的可能性。③有些患者认为"是药三分毒"，过度看重了药物的毒副作用，忽视了药物的正常药理作用，导致症状消失就不再坚持服药，而停药后血液黏稠度升高，可导致脑卒中复发，致使患者不得已而再次服药治疗，结果耽误了时间，加重了病情。故对于各种药物的药理作用和毒副作用要权衡利弊，选择性应用。一般来说，药物的毒副作用比起出现脑卒中对人体的危害要小得多。

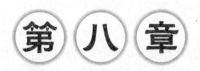

第八章

老年高血压的管理

中国老龄化已经成为重大的社会问题，半数以上的老年人患有高血压。

老年高血压的定义：在未使用降压药物的情况下，非同日 3 次测量血压，收缩压 ≥140mmHg 和（或）舒张压 ≥90mmHg，可以诊断为老年高血压。

老年高血压的特点：大动脉弹性下降，动脉僵硬度增加，压力感受器反射敏感性和 β 肾上腺素能系统反射性降低。

规范老年高血压的测量包括：诊室血压测量、家庭血压测量、动态血压监测。老年高血压明确诊断后，应对老年高血压患者进行整体危险性评估。

老年高血压药物治疗的起始血压水平和降压目标值，充分考虑老年患者的特殊性。

老年高血压患者的药物治疗原则包括小剂量、长效、联合、适度、个体化。

188 《2019 年中国老年高血压管理指南》制定的背景？

由于中国老龄化已经成为重大的社会问题，而半数以上的老年人患有高血压，在≥80 岁的高龄人群中，高血压的患病率接近90％，并且是脑卒中、心肌梗死乃至造成心血管死亡的首要危险因素。包括《我国高血压防治指南》在内的各国指南，都对老年高血压进行了阐述，但均有篇幅有限，故迄今为止，尚无专门针对老年人的高血压防治指南。老年人是一个独立群体，高血压的预防、诊断、评估和治疗策略与一般人群显著不同，因此，迫切需要一部以老年高血压患者为关注对象的指南，用于临床实践，进一步提升我国老年高血压管理的质量。

189 老年高血压的定义？

《2019 年中国老年高血压管理指南》关于老年高血压的定义如下：年龄≥65 岁，在未使用降压药物的情况下，非同日（不在同一天）3 次测量血压，收缩压 ≥140mmHg 和（或）舒张压≥90mmHg，可以诊断为老年高血压。曾明确诊断高血压且正在接受降压药物治疗的老年人，虽然血压＜140/90mmHg，也应该诊断为老年高血压。

190 老年高血压的分级如何？

《2019 年中国老年高血压管理指南》关于老年高血压的分级详见下表。

老年高血压分级

分级	收缩压（mmHg）		舒张压（mmHg）
正常血压	<120	和	<80
正常高值	120～139	和（或）	80～89
高血压	≥140	和（或）	≥90
1级高血压	140～159	和（或）	90～99
2级高血压	160～179	和（或）	100～109
3级高血压	≥180	和（或）	≥110
单纯收缩期高血压	≥140	和	<90

191 我国老年高血压的流行现状？

我国老年高血压患病率随年龄增长而显著增高，男性患病率为51.1%，女性患病率为55.3%，农村地区居民高血压患病率增长速度较城市快。

不同人口学特征比较：知晓率、治疗率和控制率均为女性高于男性，高血压治疗率城市显著高于农村；与我国北方地区相比，南方地区高血压患者的知晓率、治疗率和控制率较高；不同民族比较，少数民族的高血压治疗率和控制率低于汉族。值得注意的是，我国人群高血压"三率（知晓率、治疗率和控制率）"仍处于较低的水平，老年高血压患者的血压控制率并未随着服药的数量增加而改善（详见下表）。

老年高血压患者的知晓率、治疗率和控制率

时间	年龄（岁）	知晓率	治疗率	控制率
2002年	≥60	37.6%	32.2%	7.6%
2012—2015年	≥60	57.1%	51.4%	18.2%

192 老年高血压的特点？

随着年龄增加，大动脉弹性下降，动脉僵硬度增加，压力感受器反射敏感性和 β 肾上腺素能系统反射性降低；肾脏维持离子能力下降，神经－体液调节能力下降，表现为容量负荷增多和血管外周阻力增加。临床上通常有以下特点：

（1）收缩压（SBP）升高和脉压增大：我国人群统计显示老年单纯收缩期高血压患病率为 21.5%，占老年高血压总人数的 53.21%。随着年龄的增长，钙化性瓣膜病变发生率增高，超声心电图可明确诊断。对于严重主动脉瓣膜狭窄者，不能过度降压，以免影响重要脏器血供，若脉压过大，SBP 明显升高且舒张压（DBP）＜50mmHg，应注意合并主动脉瓣膜关闭不全的可能。

（2）异常血压波动：由于血压调节能力的下降，老年人的血压水平容易受到各种因素，如体位、进食、情绪、季节或温度等影响，最常见为直立性低血压、餐后低血压和血压昼夜节律异常等。

（3）合并多种疾病：老年人，特别是高龄老年高血压患者（≥80 岁）常伴有多种危险因素和相关疾病。

（4）假性高血压的发生率明显增加：假性高血压是指老年高血压患者伴有严重动脉硬化时，可出现袖带加压难以压缩肱动脉，所测血压值高于动脉内测压值的现象。假性高血压的发生率随年龄增长而增高，当 SBP 测量值异常升高但未合并相关靶器官损害或药物降压治疗后即出现低血压症状时，应考虑假性高血压的可能。假性高血压可导致过度降压治疗，SBP 过低在高龄患者可以引起跌倒、衰弱等不良预后的增加。

193 如何规范老年高血压的测量?

由于老年人可能具有血压波动大、夜间高血压、清晨高血压和直立性低血压等特点,应该鼓励老年高血压患者开展家庭自测血压和动态血压监测,定期进行双上肢及四肢和不同体位的(立位、卧位)血压测量,特别注意临睡前、清晨时间的血压监测。

(1)诊室血压测量:由医护人员在医院环境下按照血压测量的规范进行血压测量,是目前评估血压水平和观察降压疗效的常用方法。

(2)家庭血压测量:可用于数日、数周、数月,甚至数年的血压控制情况和长时间血压变异,有助于改善患者治疗的依从性。

推荐使用上臂式家用自动电子血压计,不推荐腕式血压计、手指血压计,不推荐使用水银柱血压计进行家庭血压监测。电子血压计使用期间应定期校对,每年至少一次。

家庭血压值一般低于诊室血压值,高血压的诊断标准为≥135/85mmHg(对应的诊室血压为140/90mmHg)。

家庭血压的监测频率一般为:①初始治疗阶段、血压不稳定者或调整药物方案时,建议每日早晨和晚上测量血压(每次测1~3次,取平均值),连续测量7天,取其后6天血压计算平均值(第1天不算)。②血压控制平稳者,可每周测量1天血压。

精神高度焦虑患者,不建议开展家庭血压监测。

(3)动态血压监测:使用自动血压测量仪器,连续测量个体日常工作和生活状态下的血压水平和血压波动状态。特别是监测夜间睡眠期间的血压,可以全面和准确地评估个体血压水平和波动状态,鉴别白大衣性高血压(见有关章节)、检出隐匿性高血压、诊断单纯性夜间高血压。

根据动态血压监测数值，还可以获得一些衍生指标，例如夜间血压下降幅度、清晨血压水平、24 小时血压变异、血压负荷、晨峰现象、动态动脉硬化指数。国际认可的动态血压监测仪要定期校准。通常每 20min 测量 1 次，晚上睡眠期间每 30min 测量 1 次，应该确保整个 24 小时期间血压有效的监测，每小时至少有 1 个血压读数，有效血压读数应达到总监测次数的 70% 以上。

动态血压监测指标：24 小时、白天（清晨活动）、夜间（睡眠状态）SBP 和 DBP 评价值。高血压诊断标准为 24 小时≥130/80mmHg，白天≥135/85mmHg，夜间≥120/70mmHg。

194 如何进行老年高血压的评估？

老年高血压明确诊断后，应对老年高血压患者进行整体危险性评估，这有助于确定降压治疗时机、优化治疗方案以及心血管风险的综合管理。

老年高血压的危险性分层同一般人群，但因老年本身即是严重危险因素，故老年高血压患者至少属于心血管疾病中危人群。除常规评估心血管危险因素、靶器官损害和伴发临床疾病外，还需要关注老年人的衰弱和认知障碍。衰弱和认知障碍与年龄有关。

衰弱是决定降压药物耐受性的重要因素，也可影响高龄老年高血压患者治疗效果。因此，《2019 年中国老年高血压管理指南》强调了老年高血压衰弱评估的重要性，对于高龄高血压患者，推荐制定降压治疗方案前进行衰弱评估，特别是近 1 年内非刻意节食情况下体重下降 >5% 或有跌倒风险的高龄老年高血压患者。

而认知功能的发生风险则与老年人血压过高或过低相关，因此该指南推荐老年高血压患者还要进行认知功能早期筛查。

195 老年高血压药物治疗的起始血压水平和降压 目标值是什么?

目前各国指南对老年高血压治疗的目标值和血压值均比较简略,未根据患者不同的并发症进一步细化。2017 年《美国高血压指南》强调强化降压的概念,对于高危患者,血压 > 130/80mmHg 即应该在生活方式的干预下,同时给予药物治疗,将收缩压降至 <130mmHg。2018 年《欧洲高血压指南》建议:年龄 <80 岁、一般健康状况良好的老年患者,收缩压 140 ~ 159mmHg 应启动降压药物治疗;当收缩压 ≥160mmHg 时,即使年龄 >80 岁的健康老年高血压患者,也应该进行降压药物治疗和改善生活方式;65 ~ 80 岁的高血压患者和 ≥80 岁的高龄患者,若耐受性良好,收缩压应控制在 130 ~ 139mmHg。2018 年《中国高血压防治指南》指出,65 ~ 79 岁老年人,血压 ≥140/90mmHg,可以考虑药物治疗,血压 ≥150/90mmHg,如果能耐受,降至 <140/90mmHg; ≥80 岁的老年人,则收缩压 ≥ 160mmHg 时开始药物治疗,应降至 <150/90mmHg,如收缩压 <130mmHg 且耐受良好,可以继续治疗。《2019 年中国老年高血压管理指南》在其他指南基础上,细化不同临床情况下老年高血压药物治疗的起始血压水平和降压目标值,充分考虑老年患者的特殊性,详见下表。

老年高血压药物治疗的起始血压水平和降压目标值

患者情况	药物起始治疗血压值	降压目标值
≥65岁	≥140/90mmHg	＜140/90mmHg
≥80岁（健康）	≥150/90mmHg	＜150/90mmHg，若能耐受良好可降低＜140/90mmHg
≥80岁（衰弱）	≥160/90mmHg	收缩压＜150mmHg，尽量不低于130mmHg
合并脑血管病		（1）合并急性脑出血者，收缩压＜180mmHg； （2）合并急性缺血性卒中者，收缩压＜200mmHg （3）既往有缺血性脑卒中或短暂性脑缺血发作者，＜150/90mmHg （4）既往有缺血性脑卒中高龄者，＜150/90mmHg
合并冠心病		（1）＜80岁，＜140/90mmHg，若能耐受可降低至＜130/80mmHg （2）≥80岁，＜150/90mmHg，若能耐受可降低至＜140/80mmHg （3）合并心衰＜140/90mmHg，若能耐受可降低至＜130/80mmHg （4）合并慢性肾病＜140/90mmHg
合并糖尿病		（1）＜140/90mmHg，若能耐受可降低至＜130/80mmHg （2）舒张压尽量不低于70mmHg
合并心房颤动		＜140/90mmHg

196 老年高血压患者的药物治疗原则?

老年高血压患者的药物治疗一般遵循以下 5 项原则:

(1) 小剂量:初始治疗时通常采用较小的有效剂量,并根据需要,逐渐增加剂量。

(2) 长效:尽可能使用每日 1 次,24h 持续降压作用的长效药物,有效控制夜间和清晨血压。

(3) 联合:若单药治疗疗效不满意,可采用两种或多种低剂量降压药物联合治疗以增加降压疗效,单药复方制剂有助于提高患者的依从性。

(4) 适度:大多数老年患者需要联合降压治疗,包括起始阶段,但不推荐衰弱老年人和≥80 岁高龄老年人的初始联合治疗。

(5) 个体化:根据患者具体情况、耐受性、个人意愿和经济承受能力,选择适合患者的降压药物。CCB、ACEI、利尿剂及单片复方制剂,均可作为老年高血压降压治疗的初始用药或长期维持用药,其他种类降压药物也可用于特定人群。可根据患者的危险因素、亚临床靶器官损害以及合并临床疾病情况,优先选择某种类降压药物,详见下表。

特定情况下首选的药物

情况	药物
左心室肥厚	ACEI、CCB、ARB
无症状动脉粥样硬化	ACEI、CCB、ARB
微量白蛋白尿	ACEI、ARB
轻度肾功能不全	ACEI、ARB
既往心肌梗死	β-B、ACEI、ARB
心绞痛	β-B、CCB

续表

情况	药物
心力衰竭	利尿剂、β-B、ACEI、ARB、醛固酮拮抗剂
主动脉瘤	β-B
心房颤动预防	β-B、非氢吡啶类 CCB
外周动脉疾病	ACEI、CCB、ARB
单纯收缩期高血压（老年人）	利尿剂、CCB
代谢综合征	ACEI、CCB、ARB
糖尿病	ACEI、ARB

注：ACEI：血管紧张素转化酶抑制剂；CCB：钙通道阻滞剂；ARB：血管紧张素Ⅱ受体阻滞剂；β-B：β受体阻滞剂

第九章

高血压及其危险因素的健康教育

　　健康教育的目的是提高普通人群的健康知识和保健意识，认识高血压及其危害，养成良好的生活方式，提高高血压患者的治疗率、血压控制率。

　　健康教育是一种低投入、高效益的有效防治措施。

　　健康教育与高血压治疗密切相关，由于高血压的病因尚未完全明确，可能与职业、环境、遗传、饮食、食盐摄入过多、肥胖等因素有关。

　　健康教育可适用于一般人群、高危人群和高血压患者。

　　2018年《中国高血压防治指南》再次强调了健康教育的重要性。

197　高血压健康教育的目的和内容是什么？

高血压健康教育目的是，提高普通人群的健康知识和保健意识，认识高血压及其危害，养成良好的生活方式，提高高血压患者的治疗率、血压控制率。通过控制体重与减少摄入热量，适度增加有氧运动量，适量有氧运动选择适合自己的运动方法：如散步、慢跑、太极拳、跳舞、爬山，每次 0.5～1 小时，每周不少于 5 次，使体重指数保持在 20～24kg/m^2；通过膳食限盐，使人均摄盐量控制在每日 6g 以下；限制饮酒与咖啡，每日饮酒量≤50g 白酒（含乙醇＜25g），红葡萄酒 50～100g；戒烟，对于难以戒烟者，要劝其尽量少吸烟，＜5 支/日。同时进行合理的膳食，膳食以谷类为主，多样化为原则，多吃新鲜蔬菜、水果和牛奶；每日进食脂肪的热量＜30% 总热量，饱和脂肪＜10%。高血压患者要定期测量血压，学会自测血压。

198　什么是高血压的一级预防？

高血压的一级预防即病因预防，就是对尚未发生高血压的个体或人群所采取的一系列改善生活方式的预防措施，控制危险因素，预防或延缓高血压的发生。尤其是对于那些存在高血压易患因素，如有高血压家族史、肥胖、妊娠高血压史、血压在正常上限者，通过服用保健食品或药品来达到一级预防的目的是不明智的。规范个人生活行为、养成良好生活习惯是对形成高血压危险因素的早期干预，充分认识高血压身心疾病，经常强化教育，树立健康意识，提高人群健康水平。在高血压的防治策略中，高血压的一级预防占重要地位。高血压的一级预防从以下几个方面进行：①合理的饮食结构；②戒烟和限酒；③控制体重；④坚持运动；⑤保持心理平衡；⑥学会自我监测血压。这6项措施是高血压的一级预防的基本内容和原则，运作时可依具体情况和个人的生活习惯，在遵守上述原则的前提下灵活掌握，量力而行。

199 什么是高血压的二级预防？

高血压的二级预防即早发现、早诊断、早治疗，是指在高血压一级预防的基础上，对已患高血压的患者应早发现、早诊断、早治疗，及时（2~4个月）将血压控制在理想水平。早期防治高血压可使高血压病的并发症减少50%，故应选择健康生活方式，并积极干预和控制高血压的可变危险因素（如肥胖、血糖和血脂异常、吸烟、酗酒、少运动、高钠饮食等），防止病情进一步加重，预防心、脑、肾等重要脏器并发症的发生。具体措施是：①一定要落实一级预防的措施；②坚持长期和有效的合理用药抗高血压治疗；③要兼顾其他危险因素如动脉粥样硬化、脑卒中等治疗；④选用比较好的测压方法，即在血压高峰时测压，以确保血压是真实地降至正常。

高血压的二级预防不能过分依赖药物，应首先改善生活方式和干预可变的危险因素，这样不但可以提高降压效果，还可以减少药物的用量和不良反应，同时具有良好的经济学效益。

200 为什么要戒烟、限酒？

烟是许多疾病的致病因素，吸烟能引发慢性疾病并消耗生命。吸烟是慢性自杀，是影响人类健康的一个天敌。吸烟有害健康，已经被人们了解和认识。吸烟可以引发冠心病，也可以使人血压升高，因此，吸烟是高血压的危险因子。研究表明，吸1支烟后可以对人体产生的危害是：使收缩压增加10~25mmHg，使脉搏每分钟增加跳动 5 ~ 20 次，使皮肤温度降低 2 ~ 7℃。高血压患者如有吸烟习惯，对他的危害更是明显和严重的。如果抽烟量多 1 倍，则危害身体 4 倍。因此，吸烟者应戒烟，难以戒烟者，每日不超过 5 支，同时应减少或避免被动吸烟，身体的危害相对减少；超过 5 支，危害极大。这对高血压患者是重要的预防治疗措施之一。大量研究表明，过量饮酒会使血压明显增高，易诱发脑血管意外。据统计，每日饮酒者发生脑卒中的机会是少量偶尔饮酒者的 2 倍，其动脉硬化发病年龄也要提早 3 ~ 8 年。高血压患者酗酒者其脑卒中发病率更高，尤其是脑出血，病死率为 22.9%。因此，对于喜欢饮酒的高血压患者，应该劝其戒酒。

201　心理因素对血压的影响有多大？

一般的医生和患者，不管是对高血压的诊断或者随访，最关注是血压值的多少，但其不知道血压值是个敏感的指标，往往忽视了引起血压变化的各种原因，尤其是心理因素的原因。最常见的心理因素是失眠、紧张、焦虑等，医生不追问，患者也不诉说，血压升高就加大降压药量。其实，心理因素对血压影响是很常见原因，不但使血压升高很大，而且波动也很大。笔者曾经遇到不少这样患者。有位焦虑症的患者，血压最高 192/114mmHg，随访治疗 10 个多月，用了 3 种降压药，血压仍不达标，时高时低不稳定。后来发现患者有焦虑症的表现，请心理科医生会诊，给予抗焦虑治疗，1 周后血压下降，降压药开始逐步减少，4 周后停用降压药，随访半年未用降压药，血压基本波动在正常范围，偶有超过 140/90mmHg。还有 1 例高血压并脑卒中患者，平时服用 1 种降压药，血压 1 年来一直在 110 ~ 130/75 ~ 85mmHg，由于家庭原因，导致心情不佳，连续几夜严重失眠，出现头晕、头疼、烦躁，血压升高到 178/100mmHg。住院 5 天，降压药增加到

3 种，血压仍然控制不佳，后来加用安定镇静、安眠，2 天血压降至 102/68mmHg，逐渐减少降压药，4 天后恢复到原来的 1 种降压药，而且血压稳定，头疼、头晕、烦躁症状消失。

心理因素对血压的影响不是轻微的变化，而是远远超出医生和患者的想象，这两例患者血压波动在 40～50/14～26mmHg 之大，所以，千万不要忽视心理因素对血压的影响。我们也观察了不少失眠对血压影响的患者，失眠前后收缩压/舒张压差变化范围为 10～48/6～18mmHg，失眠前后血压平均升 26.33/14.07mmHg；无高血压的睡眠障碍患者，失眠前后收缩压/舒张压变化范围在 8～31/6～19mmHg，平均升高 21.53/12.07mmHg，也有极少数人失眠后血压降低。

202 高血压患者的日常作息要注意哪些?

保持生活规律，保证每日有 7～8 小时的充足睡眠，注意劳逸结合。对于高血压者选择运动量轻、锻炼"耐力性"的运动项目，如：散步、打太极拳、快走、养花、有趣的活动和适当的家务劳动等，不宜做屏气很长时间和剧烈的运动。做到遇事不急不躁，控制好自己的情绪，不大喜大悲，喜乐适度。运动中如果出现头晕、心慌、气急应就地休息，避免剧烈运动。

203 高血压患者的日常生活饮食要注意哪"三少"?

高血压进食做到"三少"，即量少、脂肪少、盐少。世界卫生组织建议每人每日盐量摄入限制在 5 克以内。而节制饮食比减少摄盐量更容易促使血压下降，两者结合对稳定血压更好。少吃动物脂肪有利于降压，脂肪过剩会增加心脏负荷，对心血管健康极为不利。盐与血压的关系已经被肯定，特别是中老年人大多属于盐敏感型,更应控制盐的摄入量,少吃咸(腌)菜、盐蛋等食品。以素食和低热量食品为主,尽量食植物油。多吃新鲜蔬菜和富含维生素 C 的水果,少吃或不吃动物脂肪、肝、脑、心、肾、黄油、骨髓、鱼子、乳脂等含胆固醇高的食品。可适当吃鱼、瘦肉、豆及豆制品食品,以增加体内的蛋白质。

204 高血压患者如何控制体重?

高血压病也是病从口入,要吃得科学,保证足够的蛋白质、维生素及微量元素的摄入,不可饮食无度,也不可辟谷、偏食、不食,食量因年龄及劳动强度不同而变化。对于病态肥胖、肥胖、超重的高血压患者要通过减少总热量和持之以恒的体育锻炼达到减重目的。成年高血压患者每日总热量低于 1200kcal,其中蛋白质 20%,脂肪 25%,碳水化合物 55%。早、中、晚热量分配为 40%、40%、20%。少吃甜食,不吃油炸、烟熏烧烤的食品,要避免大量饮水,进食宜少量多餐,七分饱。进行体育锻炼:每周 3~5 次,每次 30~60min,持之以恒,以达到有氧代谢目的,即锻炼后心率 = 170 - 年龄。爬楼梯或快步走(每小时 4000 步),游泳、慢跑等运动形式均可。长期静坐或基本在高楼里活动的人高血压危险发生率 > 25%~50%。

205 高血压患者运动时应遵循什么原则?

高血压患者运动锻炼应根据自己的年龄、性别、体质、病情以及锻炼基础与习惯,选择合适的运动项目、方法和强度。高血压患者不同普通人,在运动中有很多事项要注意的,具体来说,需要掌握以下原则:

(1)锻炼时要循序渐进,运动量由小到大,以适量为主,切勿运动过量。通常我们掌握"3""5""7"的运动是安全的。
"3"指每日步行 3 公里，时间在 30 分钟以上。"5"指每周要运
动 5 次以上，只有规律运动才能有效果。"7"指运动后心率加年
龄为 170 左右，这样的运动量属中等度。例如 50 岁的人，运动后
的心率达到每分钟 120 次左右，60 岁的人，运动后心率达到每分
钟 110 次左右，这样能保持有氧代谢。

（2）每次锻炼开始时，要以热身运动开始。运动开始之前记
得要先进行热身，例如活动一下手腕和脚腕，做下伸展操或者散
步等，约 5～10 分钟左右，结束时做整理运动。避免急停急起的
动作，尽量不做憋气动作。

（3）贵在坚持，持之以恒。时断时续的运动是没有好效果
的。那种想做就做，不想做就不做，或闲时就做，忙时不做的心
态是起不到健身作用的，或是平时不做，一做就满头大汗、气喘
吁吁，这对身体健康十分有害。

（4）选择安全场所运动。不要在街道或者马路边运动，一来
环境比较吵，对自己的身心产生厌倦情绪；二来是在街道运动比
较容易发生意外。所以高血压患者运动就应该选择在公园、学校
操场或者较为宽敞的居住小区比较好。

（5）在运动的同时，不可忽视合理膳食。运动和合理膳食的
有机结合，可以起到一个协同作用。

206 高血压患者散步时要注意哪些姿势？

高血压患者散步时，可尽量使脚掌着地、胸脯挺起，不要过
分弯腰驼背，以免压迫胸部，影响心脏的正常功能。步伐应以中
慢速为宜，不要太快，否则容易使血压升高。最好不要在早上散
步，而应选择晚饭后。因为一般来说，早晨人体血压最高，傍晚
相对稳定。

207 高血压患者运动要注意哪"三戒"?

合理运动是治疗高血压的良药之一,宜选择节奏慢、运动量小的项目,如太极拳、医疗体操、步行等,早晚各一次,每次30分钟左右,以不疲劳为度。在运过程中要做到"三戒",即戒贪多、戒比赛、戒成瘾。

运动过多,特别是强度较高的项目,可加重心血管的负担,如旋转、跳跃、弯腰、憋气等切不可做。而参加比赛可使人心情紧张,促使血压升高而发生意外,如脑出血等。运动要适宜,不可成瘾,一旦成瘾容易追求大运动量,同样不利于血压恢复。

208 老年高血压患者睡醒后为什么不宜立即起床?

老年高血压患者早晨醒来,不宜急于起床,应先在床上仰卧,活动一下四肢和头颈部,伸一下懒腰,使肢体肌肉和血管平滑肌恢复适当张力,以适应起床时的体位变化,避免引起头晕。然后慢慢坐起,稍活动几次上肢,再下床活动,这样血压不会有太大波动。这是由于老年人交感神经系统的快速调节能力差,易引起血管调节功能障碍。老年人经过一夜的睡眠,一直保持平卧的姿态,突然起床时头部呈直立位,往往容易发生直立性低血压。轻者只出现头晕、心慌,重者可发生晕厥。所以老年人清晨或午夜起床如动作太快,容易引起头晕而摔倒。有关专家提出老年人起床时应掌握"三个半分钟",即:醒后不要马上起床,先在床上躺半分钟;坐起后宜在床上坐半分钟;然后两腿垂在床沿半分钟,最后才下床。

209 高血压患者清晨饮水有什么好处?

水是人体重要的营养素之一。现代医学认为,水是构成人体组织的重要成分,成人体重的60%都是水,体内新陈代谢都需要水参加才能完成。因此可以认为水是生命的"甘露"。人体在夜晚睡觉的时候,从尿、皮肤、呼吸中消耗了大量的水分,早晨起床后身体会处于一种生理性缺水的状态,血液变得浓稠、黏滞,血管腔也因血液量减少而变窄,这常使供应心脏血液的冠状动脉发生急性供血不足,甚至发生闭塞,这就是为什么冠心病及心肌梗死多发生在清晨及上午9时左右的一个很重要的原因。因此,老年人或心血管患者清晨喝水可以补充身体代谢失去的水分。起床后喝的水会很快被肠黏膜吸收进入血液,可有效增加血容量,稀释血液,降低血液稠度和扩张血管,促进血液循环,防止心脏血管疾病的发生。同时由于血液循环的改善,也有助于降低血压,还能让大脑迅速恢复清醒状态。此外,饮水也有助于冲洗胃肠道,利于排便。饮水以微温的白开水(包括纯净水、矿泉水等)为宜,尽量少喝含糖饮料(纯果汁除外)。喝茶以绿茶最具保健意义。咖啡可以少量饮用。以酒类作为日常饮料者最不可取。饮水量应为1~2杯(200~400mL),过多饮水对胃不利,也影响进食早餐,故要适量。

210 高血压患者应怎样安排自己的饮食?

高血压吃什么比较好?在高血压的治疗中,服用降压药治疗是最有效、有益的选择。但是,在服用降压药的同时,必须改变患者的生活方式,包括戒烟、减重、减少过多的酒精摄入、适当运动、减少盐的摄入量、多吃水果、多吃蔬菜和缓解压力等。高血压的饮食是尤为重要的。高血压患者需在药物治疗的同时，做好以下饮食方面的调节：

（1）调整饮食结构：据流行病学调查发现，喜素食者比喜食肉者血压较低。交替进行素食及肉食各6周，发现素食阶段血压较低，显示素食有降压作用。此外，调查还发现以植物油食物为主者，血压相应较低，显示多价不饱和脂肪酸具有降压作用。所以，高血压者饮食安排应少量多餐，避免过饱，应增加新鲜蔬菜至每日400～500g，水果100g，肉类50～100g，鱼虾类50g，蛋类每周3～4个，奶类每日250g，每日食油20～25g。食用充足的水果、蔬菜和含较少饱和脂肪和总脂肪的低脂乳制品，可使血压下降8～14mmHg。忌食动物内脏、肥肉、鸡皮、鸭皮等；少食红肉类，如牛肉、羊肉、狗肉等。每日吃1个鸡蛋为宜，吃2个以上应去蛋黄。

（2）限制盐、糖摄入量：大量资料证明，人体食盐的摄入量与高血压有密切的关系，而且多数轻度或中度高血压患者，通过限盐可使血压得到控制。我国北方首先应将每人每日平均食盐量降至8克，以后再降至6克；南方可控制在6克以下，通常限盐可使血压降低10mmHg左右。普通啤酒盖去掉胶垫后一平盖食盐约为6g，这量指的是食盐量包括烹调用盐及其他食物中所含钠折合成食盐的总量。适当地减少钠盐的摄入有助于降低血压，减少体内的水钠潴留。糖摄入量过多是导致肥胖的重要因素，而肥胖和高血压的发病有着密切的关系。糖摄入量过多，还能抵减节食、运动减肥的效果，故在日常生活中提倡吃复合糖类，如淀粉、玉米，少吃葡萄糖、果糖及蔗糖，这类糖属于单糖，易引起血脂升高，除了控制主食的摄入量以外，还应控制食糖和甜食的摄入量。

（3）摄食含钙、钾的食品：体内钙、钾水平下降，可诱发血压增高。有研究在动物试验中发现，增加钾的摄入量，即使不显示降压的作用，亦可有预防脑卒中、心室肥大、肾功能低下的作用，并能降低由高血压合并症导致的病死率。所以高血压患者应增加钾的摄入，如多吃香蕉、樱桃、山楂、鲜枣、葡萄、柿子、苹果、杏子、桃、橘、橙等水果，香菇、菠菜、油菜、苋菜、香菜以及竹笋、芋艿、豌豆、蚕豆、荸荠、紫菜、木耳等。补钙有利于降低血压已被许多研究所证实，我国人的膳食结构普遍低钙，故有关专家提出提高钙摄入量有利于防止钠盐对血压的升高作用。含钙较多的食品有：牛奶及乳制品，豆浆及豆制品，鱼、虾、虾皮、海带、发菜、紫菜、木耳、芝麻酱、骨头汤、油菜、青菜、菠菜、荠菜、香椿等。

211 如何正确对待高血压的食疗？

目前高血压的食疗效果如何，还缺乏循证医学的证据，但是这些食物不像药物，一般没有毒副作用，有些食疗可能在短期内有一定降压作用，长期食用则效果不佳。所以，可以适当食用，但不能过分依赖食疗，尤其不能以食疗代替药物。

常用的高血压病食疗方有：

（1）芹菜粥：芹菜连根100g，粳米200g，放入锅内，加清水适量，用武火烧沸后转用文火炖至米烂成粥，再加少许盐和味精，搅匀即成。

（2）菊花粥：粳米100g，加清水适量，用武火烧沸后，转用文火煮至半成熟，再加菊花细末15g，继续用文火煮至米烂成粥。每日2次，佐餐食用。

（3）绿豆海带粥：绿豆、海带各100g，大米适量。将海带切碎与其他两味同煮成粥。

（4）荷叶粥：新鲜荷叶1张，粳米100g，冰糖少许。将鲜荷叶洗净煎汤，再用荷叶汤同粳米、冰糖煮粥。

（5）醋泡花生米：生花生米浸泡醋中，5 天后食用，每日早上吃 10~15 粒，有降压、止血及降低胆固醇作用。

（6）糖醋蒜：糖、醋浸泡 1 个月后的大蒜瓣，每日吃 6 瓣蒜，并饮其糖醋汁 20mL。

（7）罗布麻五味子茶：罗布麻叶 6g，五味子 5g，冰糖适量，开水冲泡代茶饮。常饮此茶可降压，改善高血压症状，并可防治冠心病。

（8）何首乌大枣粥：何首乌 60g，加水煎浓汁，去渣后加粳米 100g、大枣 3~5 枚、冰糖适量，同煮为粥，早晚食之，有补肝肾、益精血、乌发、降血压之功效。

（9）淡菜荠菜汤：淡菜、荠菜或芹菜各 10~30g，每日煮汤喝，15 天为 1 个疗程，对降压有效。

（10）胡萝卜汁，每日约需 1000mL，分次饮服，糖尿病患者尽量不加糖。

（11）海带玉米须：海带、玉米须。海带 30g 洗净后切成细丝，玉米须略冲后，与海带丝一同放入砂锅中，加适量水煮成汤食之。

（12）冬瓜草鱼汤：冬瓜 250~500g，草鱼 200~250g。将冬瓜去皮之后切成片，备用，草鱼去鳞及内脏后洗净，放入素油锅内煎至金黄色，再与冬瓜一起放入砂锅中，加清水适量，煲 3~4 小时，再加盐、味精各少许调味服用。

（13）枸杞茶：枸杞 10g 开水冲泡饭后当茶喝，每日 3 次，连服 10 天，有降压效果。

（14）山楂茶：山楂 3 枚，切片用开水冲泡，饭后代茶饮，连服 10 天，对降压有明显效果；用鲜山楂泡服，疗效更佳。

212 高血压患者的食品宜忌应包括哪几方面?

高血压患者的食品宜忌应包括以下方面:

(1) 含糖类食品。适宜的:米饭、粥、面、葛粉汤、芋类、鲜豆类。应忌的:番薯(产生腹气的食品)、干豆类、味浓的饼干类。

(2) 蛋白质性食品。适宜的:脂肪少的食品(牛肉、猪瘦肉、白鱼肉)、蛋、牛奶和牛奶制品(鲜牛奶、冰激凌、乳酪)、大豆制品(豆腐、纳豆、黄豆粉、油豆腐、青菜丝豆腐)。应忌的:脂肪多的食品(猪五花肉、排骨肉、鲱鱼、鳗鱼、金枪鱼等)、加工品(香肠等)。

(3) 脂肪类食品。适宜的:植物油、少量奶油、沙拉酱。应忌的:动物油、生猪油、熏肉、油汁沙丁鱼。

(4) 维生素、矿物质食品。适宜的:蔬菜类(菠菜、白菜、胡萝卜、番茄、百合根、南瓜、茄子、黄瓜等),水果类(苹果、桃、橘子、葡萄、梨、西瓜等)。海藻类、菌类、水果类、蔬菜类生吃会产生腹气,必须软煮或做成酱。应忌的:纤维素硬的蔬菜(牛蒡、干竹笋)、刺激性强的蔬菜(香辛蔬菜,如芥菜)。

(5) 其他食品。适宜的:淡红茶、酵母乳饮料。应忌的:香辛料(辣椒、芥末、咖喱粉、酒类饮料、咖啡、浓红茶等)、碳酸饮料、盐渍食品(咸菜类、咸鲑鱼、咸鱼子、腥鱼子、糖酱油煮的菜、酱菜类)。

213 高血压患者是否可以喝咖啡?

研究表明,高血压患者应避免喝咖啡,尤其是在情绪紧张的时候,因精神压力与咖啡对高血压有相乘作用。根据美国高血压杂志发表的一篇报道，在情绪处于压力状况下，咖啡因会把血压升高到不利健康的程度。该研究报道中说，咖啡因单独可以使血压升高，如再加上精神因素，就会产生危险性相乘效果，尤其家族高血压病史的人，在摄取咖啡以后，血压升高最多。

普遍认为，单是咖啡因就能使血压上升 5 ~ 15mmHg。研究表明，有些人在情绪紧张时喝咖啡，其实这是一种错误的做法，高血压的危险人群尤其应避免在工作压力大时喝含有咖啡的饮料。另外有些长年有喝咖啡习惯的人认为他们对咖啡因的效果已经不敏感，事实并非如此。一项研究显示，喝一杯咖啡之后，血压升高的时间可长达 12 小时。所以，建议高血压患者可以少量喝点咖啡！不过，即使如此，还是要因人而异，因为有的人对咖啡因很敏感，有的人则不敏感。总之，咖啡因对高血压患者是不健康的因子，应该尽量避免，例如有咖啡因成分的咖啡、茶、软饮料及能量饮料等。

214　什么是高血压患者健康的 "3 个 3"？

高血压虽然是一种慢性终身病，但如果严格控制血压和其他危险因素，同样可以达到健康长寿的目的。高血压病自我保健的 3 个有效措施，就是专家提出的健康处方 "3 个 3"，即 "3 个半分钟" "3 个半小时" 和 "3 杯水"。

"3 个半分钟"：夜间起床时，醒来睁开眼睛后，继续平卧半分钟；再在床上坐半分钟；然后双腿下垂床沿半分钟，最后才下地活动。这样可以避免心肌缺血、心律失常及短暂性脑供血不足的危险，尤其是伴有颈椎病、脑血管硬化者。临床上发现：脑血栓、脑出血、心脏猝死等常发生在夜间。24 小时动态心电图监测显示，许多患者的心脏跳动一天都很平稳，唯独夜里有几次大的波动，且大多数在患者夜间起床上厕所时，由于体位的突然变化，造成心脑血管供血不足，特别是老年人的神经系统调节缓慢，更容易发生危险，即使普通人，也应该注意避免因体位突然变化造成的晕厥（直立性低血压）。只要做到"3 个半分钟"，至少可以使50% 心脑血管患者免于猝死。

"3 个半小时"：早上走半小时，中午睡半小时，晚上散步半小时。生命在于运动！很多人没有把运动摆在与膳食、睡眠同等重要位置上。世界卫生组织认为：最好的运动是步行，特别提醒心脑血管患者，步行运动要注意 "3" "5" "7"。"3" 是指每日要步行 3000 米以上，且保证 30 分钟，并坚持做到有恒、有度，过分激烈的运动对身体不利。"5" 是指一星期要运动 5 次以上。"7" 是指运动后心率 + 年龄 = 170，例如 50 岁的人，运动后心率达到 120 次/分，这样中等量运动能保持有氧代谢，运动量过大，心率过快，会变成无氧代谢，不利于身体健康。当然，也可以根据个人的具体健康状况调整运动量，最好进行一些强弱交替的运动，有条件的高血压患者早上起床后慢跑或步行有助于促进新陈代谢，改善心肺功能。适当的运动可刺激血液循环，降低体内儿茶酚胺含量，从而降低血压。午睡半小时：有研究表明，中午午睡能使波谷更深更宽，有助于缓解心脏及血管压力。临床研究指出，有午睡 30 分钟习惯者，冠心病病死率降低 30%。世界卫生组织曾在国际睡眠会议上强调了午睡的好处，但午睡时间不宜过长，半小时左右即可。晚餐后散步半小时：晚餐后散步有助于促进胃肠道食物的消化吸收，还能消除工作疲劳，缓解精神压力，改善血液循环，防止静脉血栓形成，快步行走还有助于睡眠。

"3 杯水"：晚上睡前饮 1 杯（200～250mL）温开水，半夜醒来饮 1 杯温开水，早晨起床饮 1 杯温开水。因为夜间血流缓慢，容易形成血栓，睡前饮 1 杯水可以稀释血液。半夜醒来，尤其是夏季睡觉出汗多，半夜起床也要饮 1 杯水。早晨起床饮 1 杯水，因为早晨 8～10 点钟是血压高峰期，极易形成心脑血栓，饮 1 杯水可以稀释血液，防止血栓形成，另外还可以起到通便的作用。

高血压患者的"3个3"，简单易行，只要养成习惯，对健康长寿是大有益处的。

215 高血压患者穿戴要注意哪"三松"?

（1）裤带松：高血压患者不宜紧勒裤带，因为裤带过紧可增加腰以下部位血液流动的阻力，迫使心脏提高功率，从而促使血压升高，有诱发脑血管破裂形成脑卒中的危险。故高血压患者裤带宜松，能以松紧带代替皮带最好。

（2）鞋袜松：因为脚踝是脚部血液循环的重要关口，鞋袜松紧合适，静脉血就能顺利通过脚踝流回心脏，倘若鞋袜太小太紧，会妨碍脚部血液流动，影响血液向心脏的回流，增加心脏负担，长久如此会诱发血压升高。故高血压患者宜穿宽松舒适的鞋袜，在家时多穿布鞋或拖鞋。

（3）衣领松：人的脖子两侧有影响血压变化的压力感受器官和化学感受器官，如果衣领过紧或领带扎得过紧，血压也有升高的危险。故高血压患者上衣的衣领要宽松，尽量不要扎领带。

216 高血压患者在服用降压药期间要做好哪"三防"?

（1）防停药综合征：有些患者服用降压药后，血压降至目标值便擅自停药，停药几天后血压有上升，且出现出汗、头痛、失眠、易怒等症状，谓之停药综合征，所以服用降压药不能见好就收，应遵从医嘱逐渐停药。

（2）防低血压综合征：服用降压药过量，可使血压骤降，出现脉搏加快，头晕目眩，甚至短暂意识丧失，谓之低血压综合征，所以服用降压药一定要遵从医嘱，切忌自行加量。

（3）防夜间综合征：夜间血压值较白天平均低20%，轻度高血压患者睡前不宜服用降压药，中、重度高血压服药量约为白天的30%左右，以免造成血压下降过低，造成大脑缺血，诱发缺血性脑卒中。

217 女性预防高血压的要点是什么？

女性由于一生中内分泌变化特征，使血压变化不同于男性规律。同时由于外源性女性激素（避孕药、雌激素等）的应用，可能影响血压、血脂代谢，从而使女性高血压显得更为复杂。如妊娠高血压综合征，主要临床表现为高血压、水肿、蛋白尿，严重时会出现抽搐、昏迷，严重影响母婴健康，甚至威胁母子生命，所以要注意预防。如何预防妊娠高血压综合征的发生，关键在于做好孕期保健工作，了解血压水平，定期检查，每次产前检查除测量血压外，还应测量体重、检查尿常规。对有妊娠高血压综合征家族史，既往有慢性持续性高血压、肾病、糖尿病以及多胎妊娠、羊水过多的孕妇尤其要注意。有研究发现，在妊娠中期和末期每日口服阿司匹林50～100mg，可使妊娠高血压综合征的危险性减少50%，提示阿司匹林可减少妊娠高血压综合征的发生。

口服避孕药的女性在我国比例较大，应重点对易感人群进行检测，及时发现血压升高，即时终止服药，改用其他避孕措施，从而防止高血压的发生。一般认为肥胖、年龄大、吸烟、糖尿病、高血脂、有妊娠高血压家族史及有高血压心脑血管家族史者为易感人群。预防措施：通过询问病史了解上述易患因素，停服避孕药，改用其他措施，服药前必须进行血压、体重、乳房及肝肾和妇科检查。作为服药前的对照水平，如发现不能口服避孕药者则不用，并应注意定期测量血压。一般第1年每3个月检查血压 1 次，以后每半年检查 1 次。

妊娠期缺钙也是引起妊娠高血压综合征的一个重要因素，需加强孕期营养及注意休息。补充钙剂，可减轻缺钙症状，孕妇血压下降，妊娠高血压综合征的发生率有所下降。从妊娠 20 周开始，每日可补充钙剂 2g，可选用含钙量较高、吸收率高的氨基酸螯合钙。

目前还没有证据显示选择降压药有明显差别，但对生育期女性慎重使用 ACEI、ARB，女性对阿司匹林的效果较男性更好。

218 儿童时期也要预防高血压吗？

尽管高血压是成人的常见病，实际上儿童高血压并不少见。据报道，美国和日本儿童高血压发病率分别为 14.1% 和 13.3%。我国北京儿童医院对 5000 名 6～18 岁儿童和青少年进行血压普查时，发现血压偏高者占 9.36%。1979 年广东省心血管疾病研究所，对 3826 名 4～16 岁农村儿童进行普查，按我国沿用的标准，高血压的患病率为 0.86%，这个数字表明，在我国有数以万计的儿童高血压患者。越来越多的研究证明：血压存在轨迹现象，成人原发性高血压起源于儿童时期。因此从儿童期开始预防高血压是高血压防治的治本之策。另有研究发现成人高血压患者在儿童时期已存在高血压的高危因素，如肥胖、不健康饮食等，尤其当 6～9 岁儿童血压 ≥122/78mmHg，10～12 岁 ≥126/82mmHg，其成年后患高血压的概率大大升高。因此，预防高血压必须从儿童抓起。具体措施如下：

（1）控制体重：随着生活水平的提高以及饮食结构的改变，我国儿童肥胖的发生率上升到 7% 左右，已成为人们关注的社会现象。一个人的血压随着体重增加而上升，体重每增加 10kg，舒张压即升高 4.4mmHg。患肥胖症的儿童高血压发生率是正常体重者的2~6倍，因此，儿童期肥胖症也是不可忽视的一个高血压危险因素。预防及治疗高血压病首先都应减肥，必须在增加运动量的基础上进行饮食结构的调整。

（2）控制饮食：肥胖儿童每日摄入热量不应超过1300kcal。提倡食用富含膳食纤维的食物及粗粮等低热量食物，如胡萝卜、芹菜、生梨等；少吃高热量的食物如冰激凌、汉堡包及巧克力等。

（3）调整饮食结构：多食用动植物蛋白质如鸡蛋、瘦肉、鱼、豆制品等能保证儿童生长发育所需的氨基酸，宜使用含不饱和脂肪酸的植物油。限制脂肪的摄入，尤其少吃含饱和脂肪酸的动物脂肪，如肥肉、奶油蛋糕、汉堡包、炸鸡块等。

（4）高钙钾、低钠盐摄入：高钙饮食对血压增高具有一定的对抗作用。钾盐摄入不足和钠盐摄入过高同样与儿童高血压有关。钠盐摄入增加2倍，高血压病的发病率亦增加2倍，尽量少吃咸菜、腐乳、咸肉等腌制品；每日补充足够的钙质可预防高血压，牛奶、核桃、虾皮等均富含钙；因钾可抵抗高钠食物引起的高血压倾向，故应多进食富含钾的食物，如香蕉、橘子、紫菜、黑木耳等。

（5）充足的维生素及微量元素：如维生素C、维生素E、维生素B族及锌、镁、硒等微量元素可预防高血压病及冠心病，这些物质广泛存在于食物中，如西红柿、油菜及苹果、山楂、小麦胚芽、花生等。

（6）增加活动：运动有利于消耗多余的热量，促进新陈代谢，适当的日晒还有利于钙质的吸收。

219 高血压患者能吃鸡蛋吗?

一般人都认为鸡蛋含胆固醇高，易引起血管硬化。事实上，人体中胆固醇大部分是体内合成，食物只影响体内胆固醇含量的30%。从鸡蛋的胆固醇含量看，每100g鸡蛋含胆固醇680mg，1个50g的鸡蛋胆固醇含量为340mg。按吸收率为50%～70%计算，也只有170～238mg进入血液。人体血中胆固醇的正常值是每100mL含水量有胆固醇110～230mg，对高血压患者最好控制在300mg以下。一个体重50kg的人约有2500mL的血浆，那么吃1个鸡蛋可使每100mL血胆固醇增加7～9mg，对血中胆固醇的含量影响并不大。而且鸡蛋的营养价值较高，一个鸡蛋约含蛋白质5～6g，而且绝大部分为白蛋白，是所有成人食物蛋白中生物价值最高的。一个鸡蛋中约含脂肪5～6g、钙30mg、维生素A 720U。此外还含有卵磷脂、维生素B_1、维生素B_2和烟酸等成分，其中的卵磷脂可以有效地预防阿尔茨海默病（又称：老年性痴呆）的发生。另有一些研究指出，蛋黄中含有的卵磷脂不但不会增加血清胆固醇的水平，甚至有轻度降低血清胆固醇的作用。因此，没有必要把鸡蛋排斥在餐桌之外，每日吃1～2个是无妨的，血中胆固醇并非越低越好，血中胆固醇太低也容易出现（出血性）脑卒中。

220 高血压患者早晨能喝淡盐水吗？

高血压患者早晨不要喝淡盐水，因为淡盐水漱口虽然能清除口腔内的细菌，减轻口咽部炎症造成的红肿，但是，早晨血液黏稠度最高，饮用淡盐水会加重口干，促进血压升高。而且，高血压患者也不适合吃太多盐。

221 高血压患者怎样合理安排性生活？

由于高血压病是属于常见多发病，多数的高血压患者一般都有正常的婚姻及性生活。高血压患者与健康人相比，性生活时应格外注意。因为性生活时，人体会出现一系列性反应和性变化，如血压上升、心率加快等。研究表明，男子在性生活开始阶段有兴奋期，血压稍有上升；进入性生活持续期，收缩压上升19.5～79.5mmHg，舒张压上升9.75～39.5mmHg。高血压患者血压本来就比正常人高，过性生活时血压进一步升高，就有可能发生危险了。因此高血压患者要控制性生活和频度，防止过度兴奋。高血压患者血压控制达标后，可适当进行性生活，次数也不宜过多，以每2周1次为宜，且性生活时避免过分激动，性生活时间也不宜持续过长。还应避免饮食、饱饮后进行性生活，以减轻心脏负担，严禁酒后性生活。如在性生活时出现头痛、头晕、心跳、气急等不适现象，应立即停止，切莫勉强，并及时增服1次降压药。伴有心脑血管病的患者，如病情较稳定，日常生活能自理，上两层楼时无明显心悸、气短、头晕、乏力、胸闷、胸痛时，便可恢复性生活。认为性生活会"大伤元气"而长期压抑自己，偶尔为之又恐惧、紧张，这对疾病的影响远远超过性生活本身的影响，所以患者应消除疑虑，可以过适度和谐的性生活，这往往对疾病的康复是有益无害的。

222 高血压患者排便宜坐位吗？

老年人尤其是患有心脑血管疾病（如冠心病、高血压、糖尿病等）的老年人，采取坐位排便比蹲位更安全。

老年人生理功能衰退，下肢血流不畅，肌力减弱，久蹲容易发麻和疲乏，特别是患心脑血管疾病时，血压调节功能减弱，血管硬化。当蹲着解大便时，由于身体下屈，下肢血管受到严重的挤压。如果有便秘（老年常见病），还要通过屏气，使腹壁肌肉强烈收缩，增加了腹部压力。一旦用力太大，腹腔内脏中的血液将被迫在短时间内上涌至心脏和脑部，使心脏负担明显加重，脑血流量也增加，促使这些器官的压力骤然上升，就可能发生意外。

有人观察了20例高血压患者，测量蹲位解便后与坐位解便后血压，结果蹲位比坐位血压升高26～32mmHg，平均为30mmHg。心电图也发生明显异常。

所以，老年人解大便要避免忽然用力过猛，最好使用坐式便器。如未安装坐式便器，可自做一只简易的解便坐架，坐架上安装扶手。老年人解便时，把坐架搁在蹲坑上，这样比蹲式省力、舒适，还可减少疾病发生的危险性。

223 蜂蜜对高血压患者有什么好处?

蜂蜜是全世界公认的最好的保健食品之一：《神农本草经》把蜂蜜列为有益于人的上品；古希腊人认为蜂蜜是"天赐的礼物"。蜂蜜中的营养成分相当丰富，主要成分是糖类，占蜂蜜总量的3/4以上，其中有单糖、双糖和多糖。果糖和葡萄糖的总和占蜂蜜糖分的85%～95%。矿物质含量一般为0.04%～0.06%，包括铁、铜、钾、钠、钨、锰、镁、磷、硅、铅、铬、镍和钴等，还有B族维生素、维生素C、烟酸、泛酸、生物素、叶酸等。此外蜂蜜还有丰富的蛋白质（含量为0.75%）和氨基酸，氨基酸不仅数量多，而且种类也齐全，有的花种蜜竟高达18种之多，这进一步说明了蜂蜜营养价值之高的原因所在。深色蜜又比浅色蜜含有较多功能矿物质。《神农本草经》中说："蜂蜜安五脏，益气补中，止痛解毒，除百病，和百药，久服轻身延年。"《本草纲目》中说："和营卫，润脏腑，通三焦，调脾胃。"蜂蜜对神经衰弱、高血压、冠心病、动脉硬化、糖尿病、肝病、便秘等有很好的疗效。

对患有高血压、心脏病、动脉硬化的老年人，每日两次用蜂蜜约 3 汤匙，对入温开水中冲服，能起到很好的保护血管、通便降压的作用。

224 饮食"有粗有细，不甜不咸，少量多餐"有何意义？

单吃粗粮或是单吃细粮营养均不够全面，长期以细粮为主食，很容易导致营养素缺乏症。而粗粮富含纤维，对人体有很多益处，但是，粗粮会影响人体对钙、铁等其他营养的吸收。据了解，长期大量进食高纤维食物，会使人的蛋白质补充受阻，脂肪摄入量不足，微量元素缺乏，因而造成骨骼、心脏、血液等脏器功能的损害，降低人体免疫抗病的能力。粗细搭配才有明显的蛋白质互补作用，能提高蛋白质的利用率。粗粮的膳食纤维素有助于降低血脂，预防高血压、糖尿病、结肠癌、乳腺癌。

甜食过多不但会促成肥胖、高胆固醇血症和高甘油三酯血症。营养调查发现，尽管吃糖可能并不直接导致糖尿病，但长期大量食用甜食会使胰岛素分泌过多、碳水化合物和脂肪代谢紊乱，引起人体内环境失调，进而促进多种慢性疾病，如心脑血管疾病、糖尿病、老年性白内障、龋齿、近视、佝偻病的发生。甜食过多还会使人体血液趋向酸性，不利于血液循环，并减弱免疫系统的防御功能。高钠饮食是高血压的危险因素，虽然人群中对盐的敏感者只占 1/3，剩余人摄盐量多少对血压也有影响。因此，食盐过多不利健康，一般认为盐的摄入量正常人每日不超过 10g，高血压者不超过 6g。在烹调中可用醋或糖醋代盐。

有人观察到，饱餐后外周血压明显下降，原有高血压病患者的血压下降更为显著，并且持续 1 小时左右才恢复到餐前水平。当血压下降突然明显时，可造成心血管供血不足，便很容易诱发心、脑血管缺血，乃至心肌梗死和脑卒中发作。而在控制总摄入量的前提下，少量多餐，避免暴饮暴食，有利于减肥、降血脂、防治糖尿病。早、中餐所占比例大，有利于降血脂、减体重、防高血压。晚餐所占比例则要小。少量多餐还可使血糖波动幅度及胰岛素分泌幅度变化趋缓。合理搭配平衡膳食才是健康的追求。

225 五谷杂粮对高血压病防治有何重要性？

《黄帝内经》曰："五谷为养，五果为助，五畜为益，五菜为充。"说明古代人即已知道样样都要吃，才能达到营养平衡，所以饮食不但要吃细粮，还要常吃粗粮，这样才对健康有益。

（1）荞麦：荞麦的营养价值在谷粮中是最丰富的，其中蛋白质和人体所需要的氨基酸都比其他谷粮高。荞麦除了能够降血压及胆固醇，也有益心脏血管及造血功能。荞麦所含脂肪中主要是对人体有益的油酸、亚油酸，可降低人体血脂水平。在喜马拉雅山南面的尼泊尔人，不但大量吃荞麦面，也吃荞麦的嫩茎和叶，当地居民很少有患高血压病。

（2）燕麦：燕麦中含有丰富的蛋白质和亚油酸，后者占全部不饱和脂肪酸的 35% ～ 52%。燕麦有降血压、降胆固醇的功能。据北京心肺血管医疗中心与中国农科院协作研究证实，每日 50g 燕麦片煮粥，能使血胆固醇平均下降 1.01mmol/L，甘油三酯下降 0.86mmol/L。英国的研究成果认为，每日早上喝 1 碗燕麦粥，可将心脏病病死率降低 6%，还有提神、增强体力、补益脾胃的作用。

（3）玉米：玉米含有较多的亚油酸、不饱和脂肪酸、多种维生素、纤维素和多种矿物质，特别是含镁、硒丰富。这些成分可降低血液胆固醇浓度并防止其沉积于血管壁。因此，玉米对冠心病、动脉粥样硬化、高脂血症及高血压等都有一定的预防和治疗作用。维生素 E 还可促进人体细胞分裂，延缓衰老。

玉米中还含有一种长寿因子—谷胱甘肽，其在硒的参与下，生成谷胱甘肽氧化酶，具有延缓衰老的功能。此外，玉米还有利尿和降低血糖的功效，特别适合糖尿病患者食用。据资料显示，美国科学家还发现，吃玉米能刺激脑细胞，增强人的记忆力。玉米中所含的黄体素和玉米黄质可以预防老年人眼睛黄斑性病变的发生。

玉米的蛋白质或脂质和糙米相似，但维生素 B2 比糙米高。因糖类少，所以热量也甚低，不容易产生肥胖。

（4）黄豆：黄豆是一种高蛋白的食品，其蛋白质的含量为 30%~40%。每 100g 黄豆中蛋白的含量是同量猪肉的 2 倍、鸡蛋的 3 倍，易被人体吸收，而且黄豆所含的胆固醇较低。此外，黄豆中还含有各种维生素及人体必需的微量元素。加工豆制品可使黄豆中的胰蛋白酶抑制素及结实的细胞膜遭到破坏，这样就大大有利于人体对其营养成分的吸收。所以，优质的豆制品比整粒的黄豆对人体更有益处。

黄豆及其制品对心血管有特殊作用。经常食用黄豆及其制品，可有效地降低血清胆固醇、预防动脉粥样硬化的发生。一些学者研究发现，用醋泡过的黄豆可用于治疗高血压和肥胖症。因为黄豆里的皂苷素能清除贴在血管壁上的脂肪，并能减少血液里胆固醇的含量。因为豆制品含有较高的嘌呤，可升高尿酸，当血尿酸升高时少吃或不吃豆制品。生吃黄豆对身体有害。

（5）甘薯：又叫白薯、红薯或番薯。甘薯中含多种维生素和不饱和脂肪酸结合，有助于防止血液中胆固醇的形成，预防心脑血管疾病的发生。白薯中的淀粉和纤维素，在肠内能吸附大量水分，增加粪便体积，预防便秘，减少肠癌的发生。白薯还能减少皮下脂肪，避免肥胖和预防胶原病的发生。近年来甘薯在国外身价倍增，认为其是长寿食品，能抗癌、抗衰老，兴起了吃甘薯热。美国史华兹教授研究发现甘薯中有类似雌激素的物质，对保持皮肤细腻、延缓细胞衰老有一定作用。日本医学专家认为，甘薯中的黏蛋白是一种多糖和蛋白质混合物，属胶原和黏多糖类物质，可减轻疲劳，提高人体免疫力，促进胆固醇的排泄，维持动脉血管弹性，防止动脉粥样硬化，从而减少高血压病等心血管疾病的发生。

226 高血压患者家里需要配备哪些急救用品？

高血压患者常因许多比较明显的诱因而突然出现高血压急症，且多半在家中发生。如果家庭成员中有中老年高血压患者，一般应配备听诊器、血压表、常用降压药和硝酸甘油制剂等心血管疾病急救用品，有条件的还可添置氧气袋以备急救之需。一旦发病，患者及家庭要及时采取正确的急救护措施，可为抢救患者的生命而赢得宝贵的时间。

227 高血压患者出现心绞痛如何处理？

高血压患者如果有明显的冠状动脉粥样硬化，可以发生心绞痛。发病多因情绪波动、劳累或过度饱餐，症状为胸前区阵发性疼痛、胸闷，可放射于颈部、左上肢，重者有面色苍白、出冷汗等，历时 1～5 分钟。这时家人要马上让其安静休息，并在舌下含硝酸甘油 1 片，同时给予氧吸入，症状可逐步缓解，若尚不能缓解的需立即备车迅速送医院急救，以防耽误病情。

228 高血压患者出现急性心肌梗死如何处理？

如果患者发生剧烈的心绞痛、面色苍白、出冷汗、烦躁不安、乏力甚至昏厥，症状和后果比心绞痛严重得多。患者有一种未曾经历的濒死样恐怖，此时家人必须让患者绝对卧床休息，即使是饮食和大小便都不要起床，避免加重心脏的负担。可先服安定、止痛、强心、止喘药等，同时呼叫救护车急救，切忌乘公共汽车或扶患者步行去医院，以防心肌梗死的范围扩大，甚至发生心跳骤停，危及生命。急性心肌梗死经常会发生心跳骤停的险情，家人应掌握家庭常用的心跳复苏救治方法来赢得时间，以等待医生赶来救治。

229　高血压患者出现脑出血如何处理？

患者发病前常有明显的诱因出现血压常骤然升高。患者可能先有短暂的头晕、头痛、恶心、麻木、乏力等症状，也可突然发生剧烈头痛、呕吐、神志昏迷、口眼歪斜、单侧肢体瘫痪等危重症状。脑出血发生后，家人救治十分重要。此时要让患者完全卧床，头部稍垫高略后仰侧卧，以便呕吐物及时排出，避免窒息，可以给予吸氧。要尽快用担架将患者抬到医院急救，并避免震动。特别要求少搬动患者，因早期搬动可加重患者出血，需引起家人的注意。

230　高血压患者在家中出现高血压危象如何处理？

患者因血压骤然升高而出现剧烈头痛，伴有恶心、呕吐、胸闷、视力障碍、意识模糊等神经症状即出现了高血压危象。此刻家人要宽慰患者，使其心身安静，嘱其卧床休息，适当给予安定等镇静剂，并立即采取降压措施，选用复方降压片等，还可加服利尿剂，尽量将血压降到一定水平。对意识模糊的患者要给予吸氧，症状仍未缓解时，需及时护送患者到附近医院急诊治疗，同时进一步查清高血压危象的原因和诱因，防止复发。

231 高血压患者血压降至目标范围，可以停药吗？

高血压患者要遵照医生的医嘱用药，每日坚持按时、按量用药，即使监测血压降至目标范围，仍应服用维持量，同时辅以生活、环境、精神等方面治疗。不能骤然停药或不注意生活方式。

232 改变生活方式的意义及其经济效益怎样？

《2018 年欧洲高血压防治指南》指出：根据流行病学研究，食物中的盐是引起血压升高和患高血压的原因之一，而钾摄入量的减少更加剧了这种效应。在高血压患者中进行的随机对照研究表明：每日钠的摄入从 180mmol（10.5g）左右减至 80～100mmol（4.7～5.8g）可使血压平均降低 4～6mmHg，结合调整其他饮食习惯还可以把血压降得更低，并且增加药物降压的疗效。近期的 DASH 研究显示：这种饮食习惯不但可降低血压，对其他心血管危险因素如糖尿病、血脂异常同样有益。

《JNC－8》也指出：健康的生活方式对所有人预防高血压都是非常关键的，同时也是高血压患者治疗中不可或缺的一部分。可以降低血压的主要生活方式改变包括超重或肥胖患者减肥；采用 DASH（终止高血压的饮食途径研究）饮食计划，即食用富含钾和钙的食品；减少钠盐摄入量；体力活动；饮酒适度等可降低一定量的血压。为了降低总体的心血管危险，应该戒烟。而改变生活方式产生的效果存在个体差异，部分人效果可能更大。

根据国际 29 项高血压临床试验汇总分析结果显示，CCB 与安慰剂对照（4 个试验，主要用短效 CCB，入选 7482 例患者），基础血压 148/75mmHg，随访 2.6～3 年，每年药费 50～400 元人民币，血压下降 8/4mmHg，每降低 1mmHg 收缩压，每年需要人民币6~50元（平均28元）；ACEI与安慰剂对照（5个试验，入选18 229例患者），基础血压140/81mmHg，随访2.3~4.7年，每年药费1000~2500元，血压下降5/2mmHg，每降低1mmHg收缩压，每年需要人民币200~800元（平均500元）。

ACEI使血压下降的幅度仅5/2mmHg，CCB的血压下降幅度大于ACEI，为8/4mmHg，采用健康教育只需一次性投入，如健康丛书（5~10元/本），报纸、电视和广播、微博、微信公众号等，投入少，受益面广。若以降低血压5mmHg计算，健康教育的费用不足药物费用的1/100~1000，具有非常好的经济学效益，应以重视。由于健康教育降低血压的幅度有限，只能作为一种基础疗法，不能代替药物治疗。

233 2018年《中国高血压防治指南》对高血压的治疗包括哪几方面？

2018年《中国高血压防治指南》（以下简称《指南》）修订委员会参考国内外最新研究报告和指南，对2010年《中国高血压防治指南》进行修改，《指南》对高血压的治疗包括治疗目标、治疗策略、非药物治疗和药物治疗几个方面：

（1）治疗目标：高血压患者的主要治疗目标是最大限度地降低心、脑、肾及血管并发症和死亡的总体危险。降压治疗获益主要来自血压下降本身。在改善生活方式的基础上，应根据高血压患者的总体风险水平决定给予降压药物，同时干预可纠正的危险因素、靶器官损害和并存的临床疾病。

高血压患者的降压目标：一般高血压患者，应将血压（收缩压/舒张压）降至<140/90mmHg；能够耐受者和部分高危及以上的患者可进一步降至<130/80mmHg。鉴于我国以脑卒中并发症为主，仍然没有根本改变的局面，因此在条件允许的情况下，应

采取强化降压治疗措施。

治疗方案的选择和应用的强度应该权衡长期获益和患者的耐受性，避免或减少由于患者耐受不良所导致的停药。

虽然一些研究显示，老年高血压患者较一般高血压患者的血压目标更高，但近期的一些研究亚组分析也显示更低的血压目标（收缩压＜130mmHg）对老年人群有益，应注意年龄增高并不是设定更高降压目标的充足条件。对于老年患者，医生应该根据患者合并症的严重程度，对治疗耐受性及坚持治疗的可能因素进行评估，综合决定患者的降压目标。

（2）治疗策略：应全面评估患者的总体危险，并在危险分层的基础上作出治疗决策。高血压急症：立即开始对高血压及并存的危险因素和临床情况进行综合治疗；高血压亚急症：立即开始对高血压及并存的危险因素和临床情况进行药物治疗；除上述患者外，对绝大多数高血压患者而言，应根据病情，在4周内或12周内将血压逐渐将至目标水平。年轻、病程较短的高血压患者，降压速度可稍快；老年人、病程较长，有合并症且耐受性较差的患者，降压速度可稍慢，FEVER研究亚组分析提示，用药后1个月达标比此后达标者可能进一步降低心血管事件风险。

降压药物治疗的时机：在改善生活方式的基础上，血压仍＞140/90mmHg或高于目标血压的患者应该启动药物治疗。

（3）非药物治疗（改变生活方式）：改变生活方式是所有高血压患者治疗的基础，在本指南中，非药物治疗主要指生活方式干预，即去除不利于身体和心理健康的行为和习惯。非药物治疗不仅可以预防或延迟高血压的发生，还可以降低血压，提高降压药物的疗效，从而降低心血管风险。生活方式干预降低血压和心血管危险的作用肯定，所有患者都应采用，主要措施包括：减少钠盐摄入，每人食盐摄入逐步将至＜6g，增加钾摄入；合理膳食，使BMI（体重指数）＜24kg/m²；腰围男性＜90cm，女性＜85cm；

不吸烟，彻底戒烟，避免被动吸烟；不饮或限酒；增加运动，中等强度；每周4~7次；每次运动持续30~60分钟；减轻精神压力，保持心理平衡。

（4）高血压的药物治疗。治疗目标：通过降压治疗使高血压患者的血压达到目标水平，以降低心血管发病和死亡的总危险。

治疗原则：①常用的5大类降压药物均可以作为初始治疗用药，建议根据特殊人群的类型、合并症选择针对性的药物。进行个体化治疗。②根据血压水平和心血管风险选择初始单药或联合治疗。③一般患者采用常规剂量；老年人及高龄老年人初始治疗时通常应采用较小的有效治疗剂量。根据需要，可以考虑逐渐增加至足剂量。④优先选用长效降压药物，以有效控制24小时血压，更有效预防心脑血管并发症发生。⑤对血压≥160/100mmHg、高于目标血压20/10mmHg的高危患者或单药治疗未达标的高血压患者应进行联合降压治疗，包括自由联合或单片复方制剂。⑥对血压≥140/90mmHg的患者，也可起始小剂量联合治疗。

降压药的种类：常用降压药物包括钙通道阻滞剂、血管紧张素转换酶抑制剂（ACEI）、血管紧张素受体阻滞剂（ARB）、利尿剂和β受体阻滞剂5类，详见下表。

常用降压药种类的临床选择

分　类	适应证	禁忌证	
		绝对禁忌证	相对禁忌证
钙通道阻滞剂（二氢吡啶类）	老年高血压 周围血管病 单纯收缩期高血压 稳定型心绞痛 颈动脉粥样硬化 冠状动脉粥样硬化	无	快速型心律失常，心力衰竭
钙通道阻滞剂（非二氢吡啶类）	心绞痛 颈动脉粥样硬化 室上性心动过速	Ⅱ～Ⅲ度房室传导阻滞	心力衰竭
血管紧张素转换酶抑制剂（ACEI）	心力衰竭 心肌梗死后 左室肥厚 左室功能不全 颈动脉粥样硬化 非糖尿病肾病 糖尿病肾病 蛋白尿/微量白蛋白尿 代谢综合征	妊娠 高血钾 双侧肾动脉狭窄	
血管紧张素Ⅱ受体阻滞剂（ARB）	糖尿病肾病 蛋白尿/微量白蛋白尿 心力衰竭 左室肥厚 心房纤颤预防 ACEI引起的咳嗽 代谢综合征	妊娠 高血钾 双侧肾动脉狭窄	

续表

分 类	适应证	禁忌证	
		绝对禁忌证	相对禁忌证
噻嗪类 利尿剂	心力衰竭 老年高血压 高龄老年高血压 单纯收缩期高血压		妊娠、痛风
袢利尿剂	肾功能不全 心力衰竭		低钾
利尿剂 (醛固酮 拮抗剂)	心力衰竭 心肌梗死后	肾功能衰竭 高血钾	
B受体阻 滞剂	心绞痛 心肌梗死后 快速性心律失常 稳定型充血性心力衰竭	Ⅱ~Ⅲ度房室传导阻滞 哮喘	慢性阻塞性 肺病 周围血管病 糖耐量减低 运动员
α受体阻 滞剂	前列腺增生 高血脂	直立性低血压	心力衰竭

降压药的联合应用：现有的临床试验结果支持以下类别降压药的组合。

· 利尿剂和β受体阻滞剂。

· 利尿剂和 ACEI 或 ARB。

· 钙通道阻滞剂（二氢吡啶）和β受体阻滞剂。

· 钙通道阻滞剂和 ACEI 或 ARB。

· 钙通道阻滞剂和利尿剂。

· α受体阻滞药和β受体阻滞剂。

必要时也可用其他组合（与中枢作用药，与 α_2 受体激动剂、咪达唑嗪受体调节剂组合，以及将 ACEI 与 ARB 联合应用），在许多病例中常需联用 3~4 种药。

合并用药有两种方式：采取各药的按需剂量配比处方，其优点是可以根据临床需要调整品种和剂量；采用固定配比复方，其优点是方便，有利于提高患者的依从性。

234 2018 年《中国高血压防治指南》提及我国独立完成的降压治疗临床试验有哪些？

我国独立完成了一系列降压治疗临床试验，这些试验为国际多中心临床试验做出了贡献。较早进行的中国老年收缩期降压治疗试验（Syst-China）以及上海老年高血压试验（STONE）和成都高血压干预研究（CNIT）采用硝苯地平等 CCB 降压治疗的临床试验均证实，以尼群地平、硝苯地平等 CCB 为基础的积极降压治疗方案可显著降低我国高血压患者脑卒中的发生与死亡率。在此基础上，非洛地平降低并发症研究（FEVER）显示，氢氯噻嗪加非洛地平与单用氢氯噻嗪相比，尽管加用非洛地平组血压只进一步降低了 4/2mmHg，但致死与非致死脑卒中的发生降低了27%。进一步进行 FEVER 试验事后分析发现，治疗后平均血压水平低于 120/70mmHg 时，脑卒中、心血管事件和总死亡危险最低。老年患者中 SBP≤140mmHg 较更高的血压治疗组获得的益处最明显。CHIEF 研究（中国高血压干预效果研究）纳入了 180 家医院的 13 000 例 50~79 岁、伴 1~2 项心血管危险因素的高血压患者（主要是中危）。阶段报告表明，初始用小剂量氨氯地平与替米沙坦或复方阿米洛利联合治疗，可明显降低高血压患者的血压水平，起始高血压的达标率可达80%，可以明显改善中国高血压患者的血压达标率。

此外，我国也参加了国际多中心药物临床试验研究，如高龄老年高血压治疗研究（HYVET）、降压、降糖治疗 2 型糖尿病预防血管事件的研究（ADVANCE）以及心脏结局预防评估（HOPE-3）等。HYVET研究结果显示，在收缩压>160mmHg的高龄老年（≥80岁）高血压患者中进行降压治疗，采用吲达帕胺缓释片将收缩压降低到150mmHg，与安慰剂相比，可减少脑卒中与死亡危险。ADVANCE研究结果显示，在糖尿病患者中采用低剂量培哚普利/吲达帕胺复方制剂进行降压治疗，与常规降压相比，降血压降低5.6/2.2mmHg，降低到平均135/75mmHg，可降低大血管和微血管联合终点事件9%。HOPE-3（心脏终点事件预防评估-3）研究结果显示，坎地沙坦/氢氯噻嗪复方制剂降压治疗与安慰剂相比降低血压6/3mmHg。收缩压在143.5mmHg以上，降压治疗组心血管风险显著低于安慰剂组。在收缩压低于131.5mmHg的患者中，积极降压治疗的心血管风险并没有下降。在美国高血压患者人群中进行的SPRINT研究入选高血压患者，进行强化降压治疗临床试验，使用多重降压药物，将平均收缩压降低至121mmHg，与降低至133mmHg相比，显著降低了各种心脑血管并发症的发生率，特别是心力衰竭发生风险。

235 2018年《中国高血压防治指南》提及的高血压器械干预进展如何？

去肾神经术（RDN）是一种新兴技术，尽管SYMPLICITY HTN-3研究（肾动脉区交感神经-3研究）是一个阴性结果，但并不能因此就否定RDN疗法。近年来RDN的新器械在不断发展，有望能更可靠地阻断肾神经。后来的SPYRAL HIN-OFF MED研究和SPYRAL HIT-ON MED研究的结果表明，RDN可以安全有效治疗未用药高血压或轻中度高血压。鉴于目前有关RDN治疗难治性高血压的疗效和安全性方面的证据不充分，因此该方法仍处于临床研究阶段。

其他一些器械降压治疗方法，如压力感受性反射激活法、髂动静脉吻合术、颈动脉体化学感受器消融、深部脑刺激术和减慢呼吸治疗等也在研究中，安全性和有效性仍不明确，是否有临床应用前景尚不明确。

236 2018 年《中国高血压防治指南》提及的高血压调脂治疗如何？

《中国成人血脂异常防治指南（2016 年版）》首次明确了中国动脉粥样硬化性心血管疾病（ASCVD）一级预防人群的理想胆固醇水平为 < 2.6mmol/L。大量随机对照临床试验均表明，他汀类药物治疗显著降低高血压合并血脂异常患者的全因死亡率及心血管事件风险，并提示低中等强度他汀类用于高血压合并血脂异常患者的一级预防安全有效。然而，作为心血管事件一级预防策略，并非所有的高血压患者均需介绍他汀类药物治疗。已经有数据分析显示，低中强度他汀类治疗能显著降低包括高血压患者在内的中危和高危心血管疾病患者的心血管风险，且安全性和耐受性良好。

在下列情况下，高血压患者应考虑应用他汀类药物：高血压合并≥1 种代谢性危险因素或伴靶器官损害，应使用他汀类药物作为心血管疾病的治疗以及预防；高血压合并临床疾病，包括心、脑、肾、血管等，应使用他汀类作为二级预防。高血压患者应用他汀类药物作为一级预防，可采用低强度他汀类，如合并多重危险因素（≥3 个）或靶器官损害较严重，可采用中等强度他汀类。高血压患者应用他汀类药物作为二级预防，初始治疗采取中等强度他汀类，必要时采用高强度他汀类或他汀类联合其他降脂药物治疗（特异性肠道胆固醇吸收抑制剂）。

高血压合并血脂异常的患者，其降脂治疗按照《中国成人血脂异常防治指南（2016 年版）》处理。

237 2018 年《中国高血压防治指南》提及的高血压抗血小板治疗如何？

抗血小板治疗对心脑血管疾病一级预防的获益主要体现在高危人群，如高血压伴糖尿病、高血压伴慢性肾病、50～69 岁心血管高风险者（10 年心血管总风险≥10% 或高血压合并 2 项及以上其他危险因素），可用小剂量阿司匹林（75～150mg/d）进行一级预防。阿司匹林不能耐受者可应用氯吡格雷（75mg/d）代替。高血压患者长期应用阿司匹林应注意：①血药在血药控制稳定（＜150/90mmHg）后开始应用。未达良好控制的高血压患者，阿司匹林可能增加脑出血风险；②肠溶阿司匹林建议空腹服用，以减少胃肠道副作用；③服用前有发生消化道出血的高危因素，如消化道疾病（溃疡病及其并发症史），65 岁以上，同时服用皮质类固醇、抗凝药或非甾体抗炎药等，应采取预防措施，包括筛查与治疗幽门螺旋杆菌感染，预防性应用质子泵抑制剂（如雷贝拉唑），以及采用合理联合抗栓药物的方案等；④合并活动性胃溃疡、严重肝病、肾衰竭、出血性疾病者需慎重用或停用阿司匹林；⑤服用阿司匹林出现严重胃肠道出血者，停药阿司匹林，按出血相关路径处理，轻者可加用质子泵抑制剂（如雷贝拉唑）治疗。

抗血小板治疗对心脑血管疾病一级预防的获益作用已被大量临床研究证实，可有效降低心血管事件风险 19%～25%。下列高血压患者应该积极抗血小板治疗：高血压合并动脉粥样硬化性心血管疾病（ASCVD）患者，如急性冠脉综合征、缺血性脑卒中或短暂性脑缺血发作、闭塞性周围动脉粥样硬化症时，应按相应指南推荐使用阿司匹林或 P2Y12 受体抑制剂（如氯吡格雷或替格瑞洛）。通常在急性期可给予一次（阿司匹林 100mg/d，氯吡格雷 300~600mg/d 或替格瑞洛 180mg/d），阿司匹林 100mg/d 和氯吡格雷 75mg/d 或替格瑞洛 180mg/d 联合应用 3~12 个月，而后应用小剂量阿司匹林 100mg/d 作为长期二级预防。

238 2018 年《中国高血压防治指南》对高血压患者如何控制血糖？

高血压患者合并高血糖很常见，同时往往合并其他多种代谢性心血管危险因素，这些危险因素可以加重心血管风险的发生和发展。因此，血糖控制强调通过健康的生活方式和药物对多种代谢性心血管危险因素进行综合治疗。

血糖控制目标：糖化血红蛋白（HbAlc）<7%；空腹血糖 4.4~7.0mmol/L；餐后 2 小时血糖或非空腹血糖 <10.0 mmol/L。容易发生低血糖、病程长、老年人、合并症或并发症多的患者，血糖控制目标可以适当放宽。1 型糖尿病合并肾病、眼底病等并发症患者，血糖控制目标也应适当放宽。基本原则是不发生低血糖或高血压糖急症。

饮食调整原则：控制总热量，碳水化合物占总热量 55%~65%；蛋白质不多于总热量 15%。尽可能控制体重在正常范围内，在不增加总热量的前提下，尽量少食多餐。

运动原则：适量、经常性和个体化。推荐骨骼肌等张运动项目，例如步行、游泳等，限制强运动项目和运动量。接受胰岛素治疗的患者，强调规律的生活。

药物治疗原则：①多数 2 型糖尿病患者，首选二甲双胍。②体重偏瘦或单用二甲双胍不能有效控制血糖者，改用或加用磺脲类或格列奈类药物或二肽基肽酶 - 4 抑制剂、a - 糖苷酶抑制剂。③新型钠 - 葡萄糖协同转运蛋白 2（SGLT2）抑制剂，除了能有效降低血糖，还有轻度降低收缩压和减轻体重作用。近期临床试验显示，该类药物可以降低心血管死亡率。④采用两种中等以上剂量降糖药物而仍难以控制血糖者，可采用白天口服降糖药，睡前注射中效或超长效胰岛素治疗；如果仍不能有效控制血糖，可采用一日多次胰岛素注射治疗。⑤空腹血糖超过11mmol/L,或糖化血红蛋白（HbAlc）超过9%伴有明显糖尿病症状的新发糖尿病，可以考虑采用短期胰岛素强化治疗，尽快控制血糖，保留胰岛素β细胞功能。⑥在降压治疗过程中，需注意降压药物对血糖控制的影响，例如大剂量长期应用噻嗪类利尿剂可能导致血糖升高，β受体阻滞剂可以掩盖心率加快等低血糖反应。⑦肾功能不全的患者可以优选从肾脏排泄较少的降糖药，严重肾功能不全的患者宜采用胰岛素治疗。

239 2018 年《中国高血压防治指南》对高血压并发心房颤动的治疗如何？

高血压是发生心房颤动的重要危险因素。高血压易致房颤的高危患者如合并左房增大、左心室肥厚、心功能降低，推荐肾素-血管紧张素-醛固酮系统（RAS）抑制剂，尤其是 ARB 以减少房颤的发生，对于所有高血压合并非瓣膜病房颤的患者均应首先进行血栓栓塞的危险评估，并进行出血风险的评估。

具有血栓栓塞危险因素的高血压合并房颤患者，应按照现行指南进行抗凝治疗，可以在国际标准化比值（INR）指导下使用口服抗凝剂华法林，将 INR 控制在 2.0 ~ 3.0。由于我国人群华法林代谢基因谱特点，在初始或调整华法林剂量时应给予特别考虑和注意，以保证疗效并避免出血不良反应。新型口服抗凝药在非瓣膜房颤患者的临床试验中与华法林进行了比较，预防卒中和体循环栓塞方面取得了非劣效（不次于）或优效的结果，出血并发症不多或少于华法林，所有药物均明显减少颅内出血。建议按照相应指南的适应证和禁忌证，正确使用和随访。有症状的房颤患者，应按照指南进行室率或节律控制。

240 2018年《中国高血压防治指南》对老年高血压降压治疗如何？

目前认为，年龄≥65岁，在未使用降压药物的情况下，非同日3次测量血压，收缩压≥140mmHg，和（或）舒张压≥90mmHg，可定义为老年高血压。若收缩压≥140mmHg，舒张压<90mmHg，则为老年单纯收缩期高血压。

（1）老年高血压的特点如下：收缩压增高，脉压增大，这是老年高血压最常见的类型；血压波动大，高血压合并直立性低血压变异和餐后低血压者增多；血压昼夜节律异常的发生率高，夜间低血压或夜间高血压多见，清晨高血压也增多；白大衣性高血压和假性高血压增多；常与多种疾病如冠心病、心力衰竭、脑血管疾病、肾功能不全、糖尿病等并存，使治疗难度增加。

（2）老年高血压的药物治疗：回归分析显示，药物治疗可以显著降低卒中、冠心病和全因死亡。老年人和高龄老年人的抗高血压药物治疗可以显著获益。

药物治疗的起始水平：65～79岁的老年人，如血压≥150/90mmHg，应开始药物治疗；血压≥140/90mmHg，可考虑药物治疗；≥80岁的老年人，收缩压≥160mmHg时开始药物治疗。

目标值：老年高血压治疗的主要目标是收缩压达标。65～79岁的老年人，第一步应降至<150/90mmHg，如能耐受，目标血压<140/90mmHg。≥80岁应降至<150/90mmHg；患者如收缩压<130mmHg且耐受良好，可继续治疗而不必回调血压水平。双侧颈动脉狭窄>75%时，中枢血流灌注压下降，降压过度可能增加脑缺血风险，降压治疗应以避免脑缺血症状为原则，宜适当放宽血压目标值。衰弱的高龄老年人降压注意监测血压，降压速度不宜过快，降压水平不宜过低。

药物应用：推荐利尿剂、CCB、ACEI 或 ARB，均可以作为初始或联合药物治疗，应从小剂量开始，逐渐增加至最大剂量。无并存疾病的老年高血压不宜首选 β 受体阻滞剂。利尿剂可能降低糖耐量，诱发低血钾、高尿酸和血脂异常，需小剂量使用。α 受体阻滞剂可用作伴良性前列腺增生或难治性高血压患者的辅助用药，但高龄老年人以及有体位性血压变化的老年人使用时应注意直位性低血压。对于舒张压 < 60mmHg 的患者，如收缩压 < 150mmHg，可不用药物；如收缩压为 150 ~ 179mmHg，可以用小剂量降压药；如收缩压 ≥ 180mmHg，用药中应密切观察血压的变化和不良反应。

241 2018 年《中国高血压防治指南》对儿童或青少年高血压如何降压治疗？

儿童与青少年时期发生的高血压，以原发性高血压为主，多数表现为血压水平的轻度升高，通常没有不适感，无明显临床症状。除非定期体检时测量血压，否则不易被发现。建议从 3 岁起测量血压；选择合适尺寸袖带对准确测量儿童血压至关重要，多数 ≥ 12 岁儿童使用成人袖带；儿童高血压的诊断根据 3 次非同日的血压水平进行，3 次收缩压和（或）舒张压均 ≥ P95（即诊断儿童高血压的一致率接近95%）时诊断为高血压；但一次的收缩压和（或）舒张压达到 2 级高血压分界点时，即可诊断为高血压；对 1 级高血压，强调积极的生活方式干预；对 2 级高血压的药物治疗从小剂量和单一用药开始，个体调整治疗方案和治疗时限。

为了方便临床医生对个体高血压儿童的快速诊断，建议首先采用简化后的"公式标准"进行初步判断，其判断的结果与"表格标准"诊断儿童高血压的一致率接近95%（P95）。对成人心血管靶器官损害的预测效果较好，详见下表。

中国3~17岁儿童青少年高血压筛查的简化公式标准

性别	SBP（mmHg）	DBP（mmHg）
男	$100 + 2 \times Age$	$65 + Age$
女	$100 + 1.5 \times Age$	$65 + Age$

注：Age为年龄（岁）；本表基于"表格标准"中的P95制定，用于快速筛查可疑的高血压儿童

目前我国国家药品监督管理局批准的儿童降压药物品种有限，具体包括①ACEI：是最常用儿童降压药之一，但国家批准的儿童用药仅有卡托普利。②利尿剂：国家批准的儿童用药有氨苯蝶啶、氯噻酮、氢氯噻嗪、呋塞米；③二氢吡啶类CCB：国家批准的有氨氯地平；④肾上腺能受体阻滞剂：国家批准的有普萘洛尔、阿替洛尔及哌唑嗪；⑤ARB：目前尚无国家批准的儿童用药。

242 2018年《中国高血压防治指南》对妊娠高血压如何降压治疗？

妊娠合并高血压的患病率占孕妇的5%~10%，其中70%是妊娠期出现的高血压，其余30%在妊娠前即存在高血压，妊娠高血压增加胎盘早剥、脑出血、弥漫性血管内凝血、急性肝功能衰竭、急性肾功能衰竭及胎儿宫内发育迟缓等并发症的风险，是孕妇和胎儿死亡的重要原因之一。

治疗策略：治疗的主要目的是保障母婴安全和妊娠分娩的顺

利进行，减少并发症，降低病死率。推荐血压≥150/100mmHg 启动药物治疗，治疗目标为 150/100mmHg 以下，如无蛋白尿及其他靶器官损伤，也可考虑≥160/100mmHg 时启动药物治疗，避免将血压降至低于 130/80mmHg，以避免影响胎盘血流灌注。

慢性高血压在妊娠前的处理：应大力倡导慢性高血压患者进行妊娠评估，了解血压升高的原因和程度。治疗措施以改善生活方式和非药物干预为主，部分患者在放松心情，并将摄盐量控制在 6g 左右后，血压可以降低到 150/100mmHg 以下。从而缩短妊娠期间降压药的服用时间，减少药物对胎儿的可能影响，不建议患者在血压≥160/110mmHg 的情况下受孕。

非药物治疗：包括情绪放松、适当活动、适当控制体重、保证充足睡眠等。推荐摄盐量控制到 6g，但不应该过度限盐，以免导致低血容量，影响胎盘循环。

轻度高血压治疗：对轻度高血压强调非药物治疗，并积极监测血压、定期复查尿常规等相关检查。对存在靶器官损害或同时使用多种降压药物的慢性高血压患者，应根据妊娠期间的血压水平进行药物治疗。原则上采用尽可能少的用药种类和用量。对血压轻度升高伴随先兆子痫，由于其发生率仅为 0.5%，不建议常规应用磷酸镁，但需要密切观察血压和尿蛋白变化，以及胎儿状况。

轻度高血压处理：主要目的是最大程度降低母亲的患病率和病死率。在严密观察母婴状态的前提下，应明确治疗的持续事件、降压目标、药物选择和终止妊娠的指征。对重度先兆子痫，建议静脉应用硫酸镁，并确定终止妊娠的时机，当收缩压≥180mmHg 时，应按照高血压急症处理。

药物治疗：最常用的口服药物有拉贝洛尔、甲基多巴和硝苯地平，必要时可考虑小剂量噻嗪类利尿剂，妊娠期间禁用 ACEI 和 ARB，有妊娠计划的慢性高血压患者，也应停用上述药物。

243　2018 年《中国高血压防治指南》对高血压并发脑卒中如何处理？

病情稳定的脑卒中处理：资料显示，抗高血压药物能使卒中复发风险降低 22%，对于病情稳定的卒中患者，降压目标应达到 < 140/90mmHg，颅内大动脉粥样硬化狭窄（狭窄 70% ~ 99%）导致的缺血性卒中或短暂性脑缺血发作患者，推荐血压达到 < 140/90mmHg。低血流动力学因素导致脑卒中和短暂性脑缺血发作，应该权衡利弊，降压速度与幅度对于患者的耐受性及血流动力学的影响，降压药的种类和剂量的选择以及降压目标值应该个体化，综合考虑药物、卒中特点和患者等因素。

急性脑卒中的处理：急性缺血性卒中准备溶栓者血压应控制在 < 180/110mmHg。缺血性组织后 24 小时血压升高的患者应该谨慎处理，应该首先处理紧张焦虑、疼痛、恶心、呕吐及颅内压升高等情况。血压持续升高，收缩压 ≥200mmHg 或舒张压 ≥110mmHg，或伴随有严重心功能不全、主动脉夹层、高血压脑病的患者，可以给予降压治疗。选择拉贝洛尔、尼卡地平等静脉药物，但避免使用引起血压剧降的药物。

急性脑出血的处理：应该首先综合评估患者的血压，分析血压升高的原因，再根据血压情况决定是否进行降压治疗。收缩压 > 220mmHg，应积极使用静脉降压药物降低血压；患者收缩压 > 180mmHg，可以使用静脉降压药物控制血压，160/90mmHg 可以作为参考降压目标值。早期积极降压是安全的，但改善预后的有效性还有待进一步验证。在降压治疗期间应严格观察血压变化。

244 2018 年《中国高血压防治指南》对高血压伴冠心病如何处理？

降压目标：将 < 140/90mmHg 作为高血压合并冠心病患者的推荐目标。如果能耐受，可以降至 < 130/80mmHg，应不宜将舒张压降至 60mmHg 以下。高龄、存在冠脉严重狭窄病变的患者，血压不宜过低。

稳定型心绞痛：β 受体阻滞剂、CCB 可以降低心肌耗氧量，减少心绞痛发作，应作为首选。血压控制不理想，可以联合使用 ACEI/ARB 以及利尿剂。

非 ST 段抬高性急性冠脉综合征：恶化劳力性心绞痛患者仍以 β 受体阻滞剂、CCB 作为首选，血压控制不理想，可以联合使用 RAS 阻滞剂以及利尿剂。另外，当考虑血管痉挛因素存在时，应该注意避免使用大剂量的 β 受体阻滞剂，因为其可能诱发冠状动脉痉挛。

急性 ST 段抬高性心肌梗死：β 受体阻滞剂和 RAS 阻滞剂在心肌梗死后长期服用作为二级预防可以明显改善患者的远期预后，无禁忌证者应该早期使用，血压控制不理想时可以联合使用 CCB 及利尿剂。

245 2018 年《中国高血压防治指南》对高血压并发心力衰竭如何处理？

降压获益：大样本荟萃分析结果显示，收缩压每降低 10mmHg，心力衰竭发生风险显著降低 28%。近期的研究证实，与标准降压治疗（即收缩压 < 140mmHg）相比，强化降压（即收

缩压<120mmHg）可以使高血压患者心力衰竭发生率显著降低38%，心血管死亡显著降低43%。

降压目标：指南推荐的降压目标为<130/80mmHg，高血压合并左心室肥厚但尚未出现心力衰竭的患者，可以先将血压降至<140/90mmHg。如果患者能良好耐受，可进一步降低至<130/80mmHg，有利于预防发生心力衰竭。

慢性心衰处理：高血压合并射血分数下降的心力衰竭（HFrEF），首先推荐用药ACEI（如果不能耐受可使用ARB）、β受体阻滞剂和醛固酮受体拮抗剂。这3种药物的联合也是该类患者的基本用药方案，主要是可以降低患者的死亡率并改善预后，还具有良好的降压作用。此外，噻嗪类或袢利尿剂对于此类患者也有良好的降压作用。如果未能控制血压，还可以推荐使用氨氯地平或非洛地平。高血压合并射血分数保留的心力衰竭（HF-pEF），该类心衰的病因大多数是高血压，其特点是在心衰症状出现后仍可以伴随高血压。由于上述3种药物不能降低该类患者的死亡率和改善预后，但由于其的降压特点也值得推荐应用。如果血压仍未控制，可以推荐应用氨氯地平、非洛地平。不推荐使用α受体阻滞剂、中枢降压药（如莫索尼定）。有负性肌力效应的CCB如地尔硫卓和维拉帕米对于该类患者可能是安全的（但不能用于HFrEF患者）。

急性心力衰竭的处理：该类患者多数为HFpEF，其特点是血压升高，以左心衰为主，发展迅速，需要在心力衰竭控制的同时积极降压，主要静脉使用袢利尿剂和血管扩张药物，包括硝酸甘油、硝普钠或乌拉地尔。如果病情较轻，可以在24～48小时内逐渐降压；病情较重伴有急性肺水肿的患者在初始1小时内平均动脉压的降低幅度不超过治疗前的25%，2～6小时内降至160/100～110mmHg，24～48小时内使得血压逐渐降至正常水平。

246 2018 年《中国高血压防治指南》对高血压伴肾脏疾病如何处理?

降压目标:慢性肾脏疾病合并高血压患者收缩压≥140mmHg 或舒张压≥90mmHg 时开始药物降压治疗。降压治疗的目标在白蛋白尿 <30mg/d 时为 140/90mmHg,在白蛋白尿 30 ~ 300mg/d 或更高时为 <130/80mmHg,60 岁以上的患者可以适当地放宽目标。

药物应用原则:ACEI/ARB 不但具有降压作用,还能降低尿蛋白、延缓肾功能的减退,改善慢性肾衰患者的肾脏预后。初始降压治疗应该包括一种 ACEI 或 ARB,单独或联合其他降压药物,但不建议两药联合。用药后血清肌酐较基础值升高 <30% 时仍可以谨慎应用,超过 30% 时可以考虑减量或停药。

CCB 类都可以应用,其肾脏保护作用主要依赖于其降压作用。

对于肾小球滤过率 >30mL/(min·1.73m^2)患者可以用噻嗪类利尿剂;对于肾小球滤过率 <30mL/(min·1.73m^2)患者,可以选用袢利尿剂。利尿剂应当低剂量应用,利尿过快可以导致血容量不足,出现低血压或肾小球滤过率下降。醛固酮受体拮抗剂与 ACEI 或 ARB 联合应用可能加速肾功能恶化和发生高血钾的风险。

β 受体阻滞剂可以对抗交感事件系统的过度激活而发挥作用,兼有 α、β 受体阻滞剂具有较好的优势,发挥心肾保护作用,可以用于不同时期的慢性肾衰患者的降压治疗。其他药物如 α$_1$ 受体阻滞剂、中枢 α 受体激动剂,均可以酌情与其他降压药物联合应用。

247 2018 年《中国高血压防治指南》对高血压伴糖尿病如何处理?

降压目标:资料表明,糖尿病合并高血压患者收缩压每降低 10mmHg,糖尿病相关的任何并发症风险下降 12%,死亡风险下降 15%。终点事件发生率最低组的舒张压为 82.6mmHg。建议糖尿病患者的降压目标为 130/80mmHg,老年或严重冠心病患者,宜采取更宽的降压目标值 140/90mmHg。

药物选择:对于糖尿病患者,如果血压不太高,收缩压在 130～139mmHg 或者舒张压在 80～89mmHg,可以进行不超过 3 个月的非药物治疗。如果血压不能达到标准,应该药物治疗。对于血压≥140/90mmHg 的糖尿病患者,应该在非药物治疗的基础上,立即给予药物治疗。对于伴有微量白蛋白尿的糖尿病患者,也应给予药物治疗,无须 3 个月的非药物治疗观察期。这些患者首先考虑应用 ACEI 或 ARB;如果需要联合用药,也应该以 ACEI 或 ARB 为基础,加用利尿剂或二氢吡啶。合并心绞痛的患者可以加用 β 受体阻滞剂。糖尿病合并高尿酸血脂的患者应该慎用利尿剂。反复低血糖发作者,谨慎使用 β 受体阻滞剂,以免掩盖其低血糖症状,因此如需要应用利尿剂和 β 受体阻滞剂时宜小剂量用药。有前列腺肥大且血压控制不佳的患者可以使用 α 受体阻滞剂,血压达标通常需要两种或两种以上的药物联合治疗。

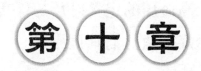

第十章

国际高血压学会关于高血压
防治的新进展

　　目前全世界比较公认的指南是《欧洲 ESC/ESH 高血压管理指南》，简称《欧洲指南》）。

　　《欧洲指南》仍将血压分为理想血压、正常血压、正常高值和 1~3 级高血压。

　　《欧洲指南》再次强调 ABPM 和 HBPM 的重要性。

　　《欧洲指南》强调了高血压患者的心血管疾病风险的管理。

　　《欧洲指南》对于特殊人群尤其是对于老年性高血压制订了新的治疗策略。

　　《欧洲指南》对于器械治疗高血压持否定态度。

　　我国高血压的治疗一定要结合国人的实际情况，《欧洲指南》仅供参考，切忌照抄照搬。

248 2018 年《欧洲 ESC/ESH 高血压管理指南》关于高血压的定义以及与《美国高血压诊断治疗指南》有何区别？

2018 年欧洲高血压学会（ESH）和欧洲心脏病学会（ESC）关于高血压管理指南（简称《欧洲指南》）结合近年来临床研究证据，对高血压的诊断、治疗与评估策略进行了全面修订提出了多方面推荐建议：依据诊室血压值将血压分成：

理想血压（SBP < 120mmHg 并且 DBP < 80mmHg）

正常血压（SBP 120 ~ 129mmHg 和/或 DBP 80 ~ 84mmHg）

正常高值（SBP 130 ~ 139mmHg 和/或 DBP 85 ~ 89mmHg）

高血压 1 级（SBP 140 ~ 159mmHg 和/或 DBP 90 ~ 99mmHg）

高血压 2 级（SBP 160 ~ 179mmHg 和/或 DBP 100 ~ 109mmHg）

高血压 3 级（SBP ≥ 180mmHg 和/或 DBP ≥ 110mmHg）

该指南将诊室血压 ≥ 140/90mmHg 作为高血压的诊断界值，同时将 24 小时平均血压 ≥ 130/80mmHg、白天血压 ≥ 135/85mmHg、夜间血压 ≥ 120/70mmHg 和家庭血压 ≥ 135/85mmHg 列为高血压的定义。

而 2017 年《美国高血压诊断治疗指南》（简称《美国指南》）高血压定义为 > 130/80mmHg，1 级高血压为 130 ~ 139/80 ~ 89mmHg，2 级高血压为 ≥ 140/90mmHg。正常血压为 < 120/80mmHg，而 120 ~ 129/80mmHg 为升高（正常高值）。由此可见，《美国指南》比《欧洲指南》对于高血压的定义标准严格。

《欧洲指南》仍将血压分为理想血压、正常血压、正常高值和 1 ~ 3 级高血压。欧洲和我国的 1 ~ 3 级高血压的划分不像 2017 年《美国高血压诊断治疗指南》那样只分为 2 级，更符合实际情况，便于临床医生操作。

249 2018 年《欧洲 ESC/ESH 高血压管理指南》关于 ABPM 和 HBPM 的适应证如何？

《欧洲指南》提及 24 小时动态血压监测（ABPM）和家庭血压监测（HBPM）优点突出，推荐使用 ABPM 和 HBPM 的适应证包括：①在 1 级和 2 级高血压和诊室血压显著升高但无靶器官损害的患者中发现"白大衣性高血压"，即患者看到医生后精神紧张引起的高血压。②在诊室血压正常或正常高值，但靶器官损害或总体心血管风险高的患者中发现隐匿性高血压，即平时没有被察觉的高血压。③发现体位性及餐后低血压，评价夜间血压及勺型状态等（注明，正常人血压有 2 峰 1 谷，清晨血压及中午后血压各有 1 峰值，而夜间凌晨 2~4 时有 1 谷值，如此血压波动即是勺型血压）。

250 2018 年《欧洲 ESC/ESH 高血压管理指南》如何规定高血压筛查？

《欧洲指南》指出，要求各国建立筛查计划以确保所有人得以测量诊室血压，至少每 5 年一次，血压正常高值的人群应该增加测量频次。当怀疑有高血压时，应多次就诊，重复测量诊室血压或者通过 24 小时 ABPM 或 HBPM "诊室外"血压测量来确诊。

对于年龄不超过 80 岁的 1 级高血压患者（诊室血压为 140~159/90~99mmHg）。如果患者在一段时间的生活方式干预后依然为高血压，应该接受药物治疗。对于 1 级高血压的高危患者，或者更高等级的高血压患者（如 2 级高血压，≥160/100mmHg），应该开始药物治疗，并联合生活方式干预。对于年龄超过 80 岁、尚未开始降压治疗的患者，如果诊室收缩压≥160mmHg，应该考虑降压治疗。针对 >80 岁患者的治疗，应该基于个体化，不应仅仅基于年龄就排除或停止治疗。

高血压治疗包括生活方式干预和药物治疗，生活方式干预很重要，因为可以推迟药物治疗需求或者补充药物治疗的效果。此外，限酒、戒烟、限盐、健康饮食、定期运动、控制体重等生活方式干预，其健康作用远远超过血压控制治疗。

251 2018 年《欧洲 ESC/ESH 高血压管理指南》关于高血压降压目标以及药物应用策略如何？

《欧洲指南》引入了血压治疗的"目标范围"，所有患者应将诊室血压降低至 <140mmHg，包括能够耐受治疗的老年人。如果可以耐受，大多数患者应该将收缩压将至 <130mmHg，年龄 <65 岁的患者，大多数的收缩压应该降至 120～129mmHg。诊室舒张压应该降至 <80mmHg，老年人推荐的收缩压目标范围为 130～139mmHg。

对于大多数高血压患者来说，药物应用的策略为联合用药，不主张单药治疗，尤其是目前大多数患者降压目标要比既往指南低的患者。起始采用两种药物联合治疗是高血压的常规疗法。除非某些患者基线血压水平较低，与推荐的目标值比较接近，或可通过单药治疗达标；或者某些虚弱老年患者，需要更加温和的降压方案才考虑单药治疗。

由于降压药物的依从性（即是否按时按量服药）与服药的数量有关，其依从性差是目前多数患者血压控制不佳的主要因素。单片复方制剂是起始两药物联合治疗以及需要 3 种药物联合治疗的优选策略，通过单个片剂来控制大部分患者的血压，从而提升血压控制率。

252 2018 年《欧洲 ESC/ESH 高血压管理指南》对于高血压治疗的随访是如何规定的?

《欧洲指南》建议,高血压患者在药物治疗后,2 个月内至少随访 1 次,当随访至血压达标,在 3 个月和 6 个月时对血压达标情况再次确认。至少每 2 年评估一次危险因素和靶器官损伤的情况,对于正常高值血压和白大衣性高血压,定期随访,至少每年随访 1 次。

253 2018 年《欧洲 ESC/ESH 高血压管理指南》关于简化的药物治疗算法是如何规定的?

为了进一步简化高血压的治疗方案,《欧洲指南》提及 ACEI（或 ARB）联合 CCB 或噻嗪型/噻嗪样利尿剂,是大多数高血压患者的首选初始治疗方案,对于需要 3 种药物联合的高血压患者,应使用 ACEI（或 ARB）加上 CCB 和噻嗪型/噻嗪样利尿剂。当有特殊指征时,例如心绞痛、心梗后、射血分数降低的心力衰竭,或需要控制心率时,可以使用 β 受体阻滞剂。

254 2018 年《欧洲 ESC/ESH 高血压管理指南》如何谈及高血压患者的心血管疾病风险管理?

关于高血压患者心血管疾病风险的管理,该指南指出,由于高血压患者经常伴有心血管危险因素,对于已有心血管疾病的患者或者伴有心血管疾病风险为中度到重度的高血压患者,应更常使用他汀类治疗调脂治疗。此外,该指南还指出,低到中危心血管疾病的高血压患者，通过既往的临床试验研究也观察到他汀类药物治疗的益处。而抗血小板治疗，尤其是低剂量阿司匹林也适用于高血压患者的二级预防，但不推荐用于一级预防，即不应该用于无心血管疾病的患者。

255　2018 年《欧洲 ESC/ESH 高血压管理指南》如何评价器械治疗高血压？

《欧洲指南》认为，对高血压的器械治疗总体上是持否定的态度，并不积极推荐使用器械治疗降压。肾脏去交感神经治疗（RDN），短期安全性良好，但是降压的可持续性和长期的安全性还需要更大规模的研究进行论证。